Dʳ GELIN



# Tuberculose du Larynx

## Sa curabilité

## Moyens de l'obtenir

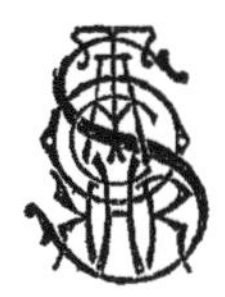

A. STORCK & Cⁱᵉ, IMPRIMEURS-ÉDITEURS

—⁂ LYON ⁂—

PARIS, 16, rue de Condé, près l'Odéon

—

1902

Dᴿ GELIN

# Tuberculose du Larynx

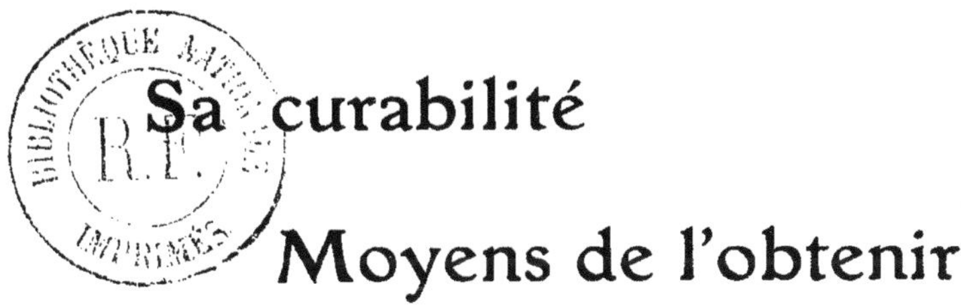

## Sa curabilité

## Moyens de l'obtenir

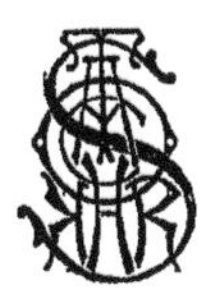

A. STORCK & Cⁱᵉ, IMPRIMEURS-ÉDITEURS
—❊ LYON ❊—
PARIS, 16, rue de Condé, près l'Odéon
—
1902

A Madame VAN DEN MEERSCHAUTT

MA SŒUR

*Je dédie ce travail, hommage*
*de profonde gratitude.*

# AVANT-PROPOS

Il ne faut pas remonter bien haut dans l'histoire de la médecine pour trouver, sous l'influence de Laënnec et de ses élèves, l'opinion arrêtée de l'incurabilité de la tuberculose. Depuis, « l'étude anatomique des réactions cellulaires, les faits d'autopsie où l'on peut constater la guérison de tubercules, » l'observation journalière de tuberculeux que nous sommes à même de connaître, ont rendu moins pessimiste la génération médicale actuelle  et Graucher a pu dire : « La tuberculose est la plus curable des maladies chroniques. » Dès lors, de nombreux travaux ont établi la légitimité de cette affirmation, ouvrant ainsi un nouvel horizon aussi bien aux espoirs des malades autrefois condamnés sans retour, qu'au zèle de tous ceux qui, savants ou praticiens, gens du monde ou législateurs, ont entrepris la lutte contre le terrible fléau.

Actuellement, ils sont nombreux ceux qui, avec Jaccoud, pensent que : « la tuberculose non seulement est curable à ses débuts, mais à toutes ses périodes. » Nous disons aussi dans toutes ses localisations.

Cependant, à l'encontre de ce courant, il est pénible de constater la persistance de presque tous les auteurs à considérer comme fatale la tuberculose laryngée.

Beaucoup nient la guérison, d'autres l'admettent mais l'entourent de telles restrictions que leur assertion équivaut à une négation. Bien peu, hélas ! semblent l'accepter purement et simplement.

« Il ne faut pas compter sur la guérison, car ordinairement la maladie est rapidement mortelle », dit Eichorst.

Pendant que Heinze nie franchement la curabilité, Schrœtter proclame que, sur mille malades, on observait autrefois une guérison.

« La guérison doit être considérée comme une exception à la règle. » (Ruault).

« Il n'est pas impossible, à priori, que la tuberculose laryngée puisse guérir et même spontanément de même que celle des poumons, mais ce doit être tout à fait exceptionnel. » (Gouguenheim et Tissier).

Les mêmes disent plus loin : « Nous verrons que la phtisie laryngée est susceptible d'amélioration et même, bien que très rarement, de guérison. »

Voilà quelques auteurs cités au hasard, mais que d'autres à placer sur le même rang et combien de fois en feuilletant la suite des opinions émises, se reproduit la désespérante litanie !

Quoi d'étonnant que le praticien envisage comme fatal le pronostic de toute complication laryngée et qu'il abandonne, sinon de fait, du moins moralement le malade qu'il se sent impuissant à guérir, impuissant à réconforter, en lui infusant la confiance éminemment contagieuse en sa guérison possible, qu'il a perdue lui-même tout le premier !

Frappé des cas relativement nombreux qu'il nous a été donné d'observer, convaincu surtout par les doctes leçons de M. le Dr Garel et les exemples probants qu'il apportait, il nous a semblé utile de faire ressortir combien plus fréquents étaient les exemples de guérison de la phtisie laryngée. De là découlent d'importantes considérations thérapeutiques au point de vue pratique. C'est à démontrer cette fréquence et à justifier ces conclusions pratiques que nous consacrons ce travail, heureux si nous pouvons faire partager à ceux qui jetteront les yeux sur ces quelques lignes la conviction qui nous anime.

Le sujet est trop vaste et le cadre de ce travail trop restreint pour embrasser dans son ensemble l'étude complète de la question de la tuberculose laryngée. Nous l'envisagerons donc exclusivement au point de vue clinique de sa curabilité, renvoyant, pour le reste, aux traités spéciaux. Il nous a semblé bon de faire au début une étude morphologique des différentes formes cliniques qui dictent, d'une façon relative, le pronostic et de l'étude générale et particulière desquelles découlera le choix du traitement à instituer. Nous dirons quel peut être ce dernier en passant rapidement en revue dans une étude critique les nombreux, trop nombreux procédés employés à ce jour dans le traitement de cette redoutable affection.

# CHAPITRE PREMIER

## Monographie des formes cliniques

Tous les éléments constitutifs du larynx peuvent être envahis par le processus tuberculeux qui se présente ici avec ses caractères ordinaires (granulations miliaires, follicules à centre caséeux, bacilles) et les lésions tuberculeuses laryngées offrent à considérer trois modalités principales : infiltration, ulcération, végétation, qui peuvent être isolées ou diversement combinées.

D'autre part, les parties les plus fréquemment atteintes sont, par ordre de fréquence : la région interaryténoïdienne et aryténoïdienne, les replis aryténo-épiglottiques, les bandes ventriculaires, les cordes vocales et l'épiglotte.

Les diverses combinaisons des trois formes énoncées plus haut, leur siège variable en plusieurs points du larynx, impriment souvent à la maladie une modalité symptomatique différente et commandent souvent aussi un pronostic différent.

On peut considérer deux formes cliniques de phymie laryngée : l'une aiguë, c'est la phtisie miliaire aiguë pharyngo-laryngée d'Isambert, assez rare et presque fatalement et rapidement mortelle. Nous ne nous en occuperons pas. La seconde peut être considérée comme chronique et c'est sur elle que porte ce travail.

A ce point de vue, suivant en ceci l'exemple de M. le D$^r$ Garel, nous diviserons l'étude des modalités laryngées de la tuberculose en trois classes : 1° la forme vocale où la lésion se trouve localisée au niveau de l'orifice glottique proprement dit (cordes vocales, bandes ventriculaires) ; — 2° la forme dysphagique, si, au contraire, il s'agit d'une lésion siégeant sur la partie la plus élevée du larynx (épiglotte, replis ary-épiglottiques, éminences aryténoïdiennes) ; — 3° les formes mixtes constituées par l'association des deux formes précédentes et dans lesquelles parfois les lésions occupent la totalité du larynx.

La forme vocale est souvent une forme de début ; le symptôme fonctionnel capital est l'altération de la voix atteinte souvent dans sa hauteur et son intensité. Ces troubles parfois légers, appréciables surtout chez les chanteurs, apparaissent puis disparaissent, augmentent ou rétrocèdent, pendant un temps variable, sous l'influence des moindres causes ou de la plus légère médication. Puis, peu à peu, l'enrouement s'installant plus nettement, la voix prend les timbres les plus divers : rauque, bétinal, voix de crécelle, etc. A cette dysphonie variable succède le plus souvent par suite du progrès des lésions une aphonie d'abord relative puis complète et le malade ne peut plus faire entendre qu'un chuchottement à peine perceptible, un murmure éteint.

A côté, mentionnons souvent une toux assez vive, saccadée, quinteuse, souvent provoquée par une sensation de chatouillement insupportable, donnant l'illusion d'un corps étranger du larynx. Cette toux peut être accompagnée d'expectoration, le plus souvent muqueuse, dans laquelle le microscope décèle parfois la présence du bacille de Koch. Le plus souvent l'expectoration est due aux lésions pulmonaires concomitantes.

A suivre, au laryngoscope, la marche de l'affection, en dehors des symptômes de décoloration de la muqueuse pharyngo-laryngée, caractérisée surtout par la pâleur inusitée du voile du palais, les symptômes objectifs sont peu accusés. C'est un léger dépoli des cordes vocales, un aspect rosé plutôt que rouge, accompagnant parfois un léger degré de parésie, souvent une altération spéciale de la muqueuse interaryténoïdienne, connue sous le nom d'aspect velvétique et sur laquelle nous reviendrons plus loin au sujet des formes prémonitoires.

C'est encore une teinte hémorragique par plaques des cordes vocales — ou encore de légères saillies à leur surface. C'est aussi un léger épaississement des bandes ventriculaires qui peut donner parfois l'illusion d'un rétrécissement de la corde vocale sous-jacente. Mais les symptômes sont plus accusés, la lésion a progressé. Alors successivement, on voit des ulcérations sales jaunâtres, ou quelquefois rouges avec un fond granuleux. Les pertes de substance s'accusent et l'on voit des ulcérations constituées, linéaires, en coup d'ongle séparant la corde en plusieurs fragments qui lui donnent l'aspect d'une scie. Enfin la destruction peut être complète et la corde ne plus apparaître au miroir que comme un liséré jaunâtre.

Il s'en faut cependant que le processus suive toujours de la sorte cette marche progressivement croissante. Dans quelques cas la maladie peu débuter brusquement comme une laryngite aiguë, avec enrouement, toux, et même aphonie complète, la lésion suivant ensuite une marche progressive. Dans ces cas le laryngoscope fait voir une rougeur des deux cordes vocales avec un certain degré de parésie.

Les lésions pulmonaires concomitantes mettent sur la voie du diagnostic, le plus souvent confirmé dans la suite par le caractère plus persistant des lésions, leurs récidives plus fréquentes, et les reliquats qu'elles laissent (ulcérations légères, infiltration de la muqueuse) qui vont aboutir ensuite aux lésions constituées typiques décrites ci-dessus.

« Un catarrhe laisse ordinairement après lui non pas des ulcérations, mais des excoriations. Ces dernières se cicatrisent très facilement chez les personnes qui ne sont pas prédisposées à la tuberculose, si même elles sont produites par une irritation mécanique ou thermique, par exemple aux apophyses vocales. Nous ne devons pas oublier que les grandes pertes de substance doivent leur origine à des tubercules situés tout à fait superficiellement sous la muqueuse, et arrivant presque toujours à la période destructive (1). »

(1) HERYNG : *Curabilité de la tuberculose pulmonaire*, p. 20.

A ce sujet, sans entrer dans la discussion de savoir si l'on a affaire à une laryngite tuberculeuse ou à une laryngite catarrhale survenant chez un tuberculeux, on peut dire avec M. le professeur Dieulafoy que ces laryngites sont une manifestation tuberculeuse, au même titre que ces pleurésies, que ces hémoptysies qui surviennent parfois au cours d'une santé en apparence excellente, et sont la première explosion d'une évolution tuberculeuse qui apparaîtra dans toute sa netteté quelques mois ou quelques années plus tard. »

Tout autres sont les formes dysphagiques. Là, les lésions siègent au plan supérieur de l'infundibulum laryngien, les aryténoïdes, les replis ary-épiglottiques, l'épiglotte. Là, l'infiltration très apparente prend souvent des proportions considérables, donnant aux parties atteintes les aspects les plus divers ; elle peut toucher toutes les parties du larynx, mais la localisation est de préférence postérieure.

Le signe fonctionnel qui domine la scène est la dysphagie. Il s'en faut, cependant, qu'elle soit de règle absolue. M. le D<sup>r</sup> Didier, auteur d'une bonne monographie sur ce symptôme, fait ressortir une moyenne de 22 à 25 pour 100 des cas présentant de la dysphagie laryngée (1).

Cette dernière semble surtout due aux lésions aryténoïdiennes, plus rarement aux lésions épiglotiques ou aux deux genres de lésions réunis. Nous ne saurions mieux faire que de citer à l'appui de cette opinion ce passage du travail du D<sup>r</sup> Didier : « Si l'on songe

(1) *Didier*. — ÉTUDE SUR LA DYSPHAGIE LARYNGÉE ( th. de Lyon (1890).

aux phénomènes physiologiques de la déglutition normale, il est tout naturel que des lésions avancées des aryténoïdes soient l'occasion de douleurs au moment du **passage** du bol ou de la salive puisque dans le temps pharyngien de la déglutition, le larynx en masse est porté en haut et que le bol doit passer entre les arétynoïdes tuméfiées et la paroi postérieure du pharynx. — De plus la fermeture de la glotte qui se produit à ce moment nécessite le rapprochement de ces cartilages, rapprochement qui peut être doulou- reux. — Les lésions aryténoïdiennes sont en effet très douloureuses même au toucher puisque Hering a remarqué que la piqure de la muqueuse enflammée faite au niveau des cartilages de Wrisberg, déter- mine des douleurs réflexes jusque dans les oreilles. » Les lésions de l'épiglotte produiraient beaucoup plus rarement la dysphagie et, dans ce cas, « c'est la déglu- tition de la salive et des liquides qui est la plus gênée et la plus douloureuse et sur ce point la clinique est en accord avec la physiologie ». Nous sommes heureux en passant de rendre hommage ici à M. le D^r Didier, qui le premier a, sous l'inspiration de M. le D^r Garel, mis en évidence le fait de la prédominance des lésions aryténoïdiennes, dans la production de la dys- phagie de la tuberculose laryngée, alors qu'aupara- vant il était admis qu'il fallait pour cela des lésions épiglottiques. — Et, à ce propos, il est étrange que pas un auteur enregistrant pareille constatation n'ait cité les noms du D^r Garel et de son élève le D^r Didier.

Quoi qu'il en soit, la dysphagie peut revêtir les modalités les plus variables.

Chez certains malades, c'est plutôt une gêne se manifestant à l'occasion des mouvements de déglutition, réveillée par la pression, et souvent plus vive sur l'un des côtés du larynx que sur l'autre; chez d'aucuns, plus prononcée pour les liquides; chez d'autres, pour les solides; dans une troisième catégorie, pour les liquides et les solides. Elle devient tellement douloureuse, dans certains cas, que le malade croirait « avaler un charbon ardent ».

Les irradiations douloureuses se traduisent souvent sous forme d'élancements dans une ou deux oreilles, de douleurs à la nuque. Elle peut se compliquer de troubles de la déglutition (toux spasmodique, rejet de boissons par la bouche et par le nez); elle peut être constante, et le malheureux patient, torturé par l'appréhension des douleurs éveillées par le moindre mouvement de son larynx, n'ose plus avaler sa salive, et, privé d'aliments, tombe bientôt dans le marasme et meurt dans des souffrances intolérables.

Au laryngoscope, ainsi que nous l'avons dit plus haut, les lésions portent surtout sur la partie postérieure du larynx. C'est une infiltration, sorte de tuméfaction grisâtre ou jaunâtre, de coloration toujours pâle de préférence, résistante. Elle donne aux aryténoïdes une forme de dôme, de pain de sucre, soit qu'elle affecte l'une ou les deux à la fois; tantôt circonscrite à ce niveau, tantôt prenant une extension considérable, roulant les replis ary épiglottiques sous forme de bourrelet, faisant de l'épiglotte gonflée une sorte de turban qui surplombe tout l'infundibulum laryngien, et justifiant la comparaison presque classique d'Isambert de « phimosis de la glotte ».

Cette infiltration peut être unie ou bilatérale ; elle gagne en étendue et en profondeur ; elle subit la dégénérescence caséeuse, se ramollit, en éliminant ses produits, et l'ulcération est constituée. Les bords en sont déchiquetés, souvent bourgeonnants, simulant, dans certains cas, de véritables polypes. Le fond se creuse, et l'ulcération, gagnant en profondeur, envahit les articulations ou le périchondre.

C'est surtout à la face postérieure du larynx, dans la région interaryténoïdienne et aryténoïdienne que l'on peut observer, du moins au début le plus souvent, ces ulcérations. Dans cette dernière, notamment, se voient souvent des végétations papillomateuses qui peuvent acquérir de grandes dimensions ; elles se détachent facilement.

La forme mixte est produite par l'association des deux formes précédentes, et il est facile de voir quels multiples complexus peuvent présenter les différentes combinaisons de toutes ces lésions différentes, siégeant dans les points les plus variables.

Nous ne saurions maintenant passer sous silence quelques formes précoces de tuberculose laryngée, importantes à connaître en raison du traitement à instituer de suite. Elles pourraient être appelées en quelque sorte prémonitoires.

La mieux connue est, sans contredit, l'altération de la muqueuse de la paroi postérieure du larynx, connue sous le nom d'aspect velvétique de l'espace interaryténoïdien. « On entend par là de petites saillies très rapprochées les unes des autres, quelquefois blanchâtres, d'autres fois plus ou moins colorées, offrant une certaine ressemblance avec le velours d'Utrecht ». (1) Cette ressemblance n'est pas toutefois toujours absolue, et, sous le nom d'aspect velvétique, on peut encore comprendre un aspect verruqueux de la même région.

Mandl, cité par le même auteur, affirme que toutes les phtisies laryngées primitives qu'il lui a été donné d'observer ont présenté cette altération. Il affirme, d'autre part, l'avoir aussi rencontrée dans la phtisie laryngée secondaire.

D'autre part, Dècle (th. de Paris, 1872) fait de l'aspect velvétique de l'espace interaryténoïdien et de la rougeur des cordes les signes diagnostiques de la période catarrhale de la phtisie laryngée.

La statistique serait d'accord sur ces affirmations et, sur 100 malades tuberculeux examinés à la clinique du Dr Schrœtter, l'aspect velvétique n'aurait fait défaut que 6 fois.

D'autre part, Schœffer, qui examinait au laryngoscope tous les malades qui venaient le consulter pour leurs poumons, donne une statistique de 97,4 pour 100 de malades pulmonaires qui présenteraient des altérations laryngées.

C'est aussi l'opinion de Heryng (2), qui va jusqu'à dire : « De nombreuses observations, qui se trouvent

(1) BRÉBION. — *De l'aspect velvétique de l'espace interaryténoidien et de la valeur diagnostique dans la phymie laryngée.* — Th. de Lyon, 1883.
(2) HERYNG : *Curabilité de la phtisie laryngée*, p. 41.

d'accord avec l'appréciation de divers auteurs, m'ont convaincu que la tuberculose pulmonaire se manifeste longtemps avant son éclosion par des modifications caractéristiques de la région aryténoïdienne, même dans une période de début, où l'examen des poumons ne peut rien déceler. — Ordinairement, aussi, certains phénomènes morbides de la paroi postérieure du larynx constituent les premiers symptômes de la phtisie laryngée. Ils se manifestent sous forme de troubles, d'épaississement, d'inégalités dentelées ou d'infiltrations hémisphériques analogues à des champignons. »

Sans aller aussi loin dans l'importance à attacher à la présence de ces altérations de la paroi postérieure du larynx, il est hors de doute, d'une part qu'elles constituent un symptôme précoce de localisation au larynx du processus tuberculeux ; d'autre part, on peut supposer que, dans bien des cas, la constatation de pareille altération peut mettre en éveil le praticien sur l'évolution ultérieure d'un processus tuberculeux pulmonaire que l'auscultation est impuissante à déceler. Tel est le cas d'une malade vue par M. le D$^r$ Garel, et dont l'histoire, rapportée plus bas, est instructive à plus d'un point de vue.

On comprend toute l'importance d'un examen local approfondi, dans le cas où la lésion, étant complètement au début, est très difficile à déceler. On comprend l'importance encore plus grande du traitement à instituer dans le délai le plus bref.

Pour mettre bien en évidence pareille altération, il sera nécessaire de recourir à l'examen par la méthode de Kilian. Elle consiste à examiner le larynx au miroir, le malade étant debout, la tête légèrement inclinée en avant, pendant que l'opérateur est dans une position plus basse, à genoux ou assis. Au lieu de tomber sur le larynx d'arrière en avant, comme dans la position ordinaire de la laryngoscopie, les rayons tombent presque dans l'axe de la glotte et de la trachée, mettant beaucoup plus en évidence la région interaryténoïdienne sur laquelle portent les recherches.

A ce propos, nous ne pouvons passer sous silence les deux exemples suivants, bien faits pour faire ressortir toute l'importance de pareille constatation. Le premier est de Mandl ; il est rapporté par le D^r Brébion dans sa thèse :

Un homme en bonne santé, ayant simplement de la raucité de la voix, vient le consulter. L'examen laryngoscopique fait voir des végétations polypeuses de l'espace interaryténoïdien, sans même infiltration ni ulcération. On ne rencontre, à l'examen le plus minutieux, aucune trace de tuberculose ni de syphilis. Cependant, Maudl soumet le malade au traitement antisyphilitique, qui ne produisit, du reste, aucun effet. — Une année après cet examen, le malade se représentait ; mais cette fois porteur d'accidents tuberculeux du côté du poumon, et d'ulcérations nombreuses de l'infundibulum laryngien, ulcérations qui finirent par détruire les végétations.

Le second exemple est de M. le D^r Garel.

Il voit venir à son cabinet une jeune femme offrant

toutes les apparences de la santé la plus florissante ; elle se plaignait d'une toux violente depuis trois ans. — Un examen du nez fait découvrir un polype de la fosse nasale gauche dont la présence paraît déterminer une toux réflexe et dont l'ablation, du reste, est suivie de la cessation de la toux. Cependant, la partie postérieure du larynx présentait un aspect velvétique bien caractérisé. Mis en garde par ce signe, M. le D<sup>r</sup> Garl, trouve à l'auscultation un gros foyer d'infiltration au sommet droit, pour laquelle la malade fut mise en traitement.

Il en est de même de ces formes qui se manifestent tout d'abord par un prolapsus de la muqueuse ventriculaire. Le malade se présente le plus souvent se plaignant d'un enrouement plus ou moins accusé. A part cela, aucune gêne à l'examen laryngospique, on découvre peu de chose, un peu de rougeur des cordes, un peu de dépoli, parfois un peu de parésie. Quelquefois, ces signes sont si peu accusés qu'ils sont à peine décelables. Cependant, au-dessus de l'une des cordes vocales, se dessine une petite tumeur fusiforme lisse, rouge sombre, tranchant sur la couleur plus claire de la corde et se continuant avec la bande ventriculaire. — Cette tumeur semble s'appuyer sur la corde vocale et l'empêcher de vibrer. Avec un stylet, on réussit à la repousser dans la ventricule où elle peut disparaître. Il faut toujours se défier et serrer de près l'examen général du malade ; et, s'il ne fait rien découvrir à une première visite, combien de fois, dans la suite, les symptômes plus précis ont éclaté, qui ont justifié les premières appréhensions. Il me souvient, à ce propos, d'un malade venu à la consultation du D<sup>r</sup> Garel pour un enrouement léger. — Un premier examen fit constater une légère roseur des cordes et un petit prolapsus ventriculaire gauche. Le D<sup>r</sup> Bernoud fit instituer le traitement de la tuberculose laryngée, quoique tout se bornât à cette seule constatation et qu'un examen attentif du malade n'eût rien décelé comme lésions pulmonaires.

Quelques mois après, une paralysie, d'ailleurs transitoire, de la corde sous-jacente au prolapsus s'installait. Au laryngoscope, on constatait de la rougeur des deux cordes, qui subsista pendant tout le temps que le malade fréquenta la consultation. D'autre part, une auscultation attentive fit constater, aux deux sommets, des signes non équivoques de lésions au début.

A côté se rangent les formes counues sous le nom de pachydermie des cordes vocales. Je ne parle pas de la pachydermie interaryténoïdienne, qui a déjà fait l'objet d'une description précédente. A nous en tenir au seul point de vue clinique, on voit des malades arriver à la consultation avec des troubles laryngés, — variant depuis un léger enrouement jusqu'à l'aphonie presque complète, — qui s'accompagnent quelquefois d'un peu de toux et de crachats. Au laryngoscope, le plus souvent, les cordes vocales, ou l'une d'entre elles, paraissent épaissies, arrondies. Une sorte de léger bourrelet, transparent, verruqueux, souvent rosé, semble doubler la corde. Si cet état du larynx n'est pas dû à des suppurations, des inflammations du naso-pharynx qui viennent irriter la mu-

queuse laryngienne (et dans ce cas il sera facile de le
faire céder par un traitement approprié), si, disons-
nous, cet état n'est pas dû à de telles irritations, exa-
minons avec attention notre malade et relevons tous
les indices qui pourraient confirmer un diagnostic
paraissant un peu osé. Dans tous les cas, suivons-le
et notons avec soin les moindres détails. Nous pourrons ainsi rendre de grands services, en prévoyant
l'éclosion ultérieure d'une tuberculose dont cela aura
été quelquefois le premier signe. Nous n'en voulons
pour preuve que l'exemple suivant. M^{me} X... vient, au
milieu de l'année 1901, à la consultation gratuite de
l'Hôtel-Dieu. Elle se plaint de ne pouvoir parler
comme auparavant, et, de fait, elle présente un enrouement très caractérisé. A l'examen, le larynx présente, point pour point, l'aspect décrit ci-dessus. Aucune trace d'un processus irritatif du nez ou du pharynx. Rien de spécial aux poumons. La malade revient
pour se faire fraiser les cordes avec l'instrument très
ingénieux qu'a fait construire M. le D^r Garel. A la
suite de cette petite intervention, une légère amélioration se dessine ; la malade passe quelques mois sans
revenir, puis, un jour, reparaît à la consultation avec
les mêmes symptômes, et, de plus, le même aspect
de ses cordes vocales. M. Garel intervient une fois
ou deux encore. Puis nouvelle absence de la malade.
Quand elle revient, il y a deux mois environ, outre
l'aspect de bourrelet verruqueux saillant le long des
cordes, surtout à la partie postérieure, de coloration
plutôt rosée, légère rougeur de la région aryténoïdienne. Inutile de dire que la malade présente en

plus un enrouement très prononcé allant presque jusqu'à l'aphonie. En présence de cette persistance de l'épaississement à se reproduire, de la rougeur de l'espace interaryténoïdien, de la toux qui a paru plus vive, on ausculte la malade et l'on trouve une lésion non douteuse d'un sommet.

A rapprocher de cette forme certaines autres à tendance nodulaire.

Mais c'est à tort, nous semble-t-il, que l'on a voulu faire du papillome laryngé un signe précurseur de la tuberculose du larynx. Le papillome est surtout fréquent chez l'enfant et l'on connaît, d'autre part, la rareté du processus tuberculeux du larynx chez l'enfant. Heinze, dans une statistique portant sur 14 ans, ne compte que 2,3°/₀ de tuberculose laryngée infantile.

Nous arrivons à la question de la phtisie primitive et secondaire du larynx.— La tuberculose peut-elle frapper d'emblée le larynx, ou cette localisation n'est-elle qu'un processus secondaire ?

A vrai dire, il semble bien qu'il puisse y avoir une tuberculose primitive du larynx. On ne verrait pas bien, en effet, comment, seul de tous nos organes, le larynx ne serait atteint que secondairement.

En fait, la question est plus difficile, car il est presque impossible, dans les cas les plus nets de tuberculose laryngée primitive, de dire, par la simple auscultation des poumons, qu'ils sont absolument indemnes de toute tare tuberculeuse.

Chacun sait la difficulté de dépister à l'oreille la phtisie pulmonaire à ses débuts ; et tel qui aura été déclaré, de par l'auscultation, indemne de toute

atteinte, surprendra bien son interrogateur à un
second examen, en présentant des lésions nettement
en voie d'évolution depuis un certain temps déjà.
La radioscopie nous permettra-t-elle un jour de sur-
prendre au nid pour ainsi dire l'éclosion du mal ?
Il faut l'espérer.

En attendant nous considérerons comme primitive
toute tuberculose laryngée, constatée sans que l'on
ait pu d'ailleurs déceler d'autre signe de tuberculi-
sation.

Supposons le cas, du reste le plus fréquent, où les
lésions pulmonaires coexistent avec des lésions
laryngées, — que ces dernières les aient précédées,
ou qu'elles soient écloses secondairement, — existe-
t-il un parallélisme entre les deux ?

Si pareille constatation peut se faire dans beaucoup
de cas, — tels que, par exemple, dans les observations II, III, IV, le parallélisme est loin d'être
la règle. Souvent, il arrive que les lésions du
larynx guérissent, alors que celles du poumon
progressent ; c'est le cas du malade cité par
Eisenbarth (obs. I).

D'autres fois, c'est le contraire qui se produit
(obs. I).

On ne peut en aucune façon donner rien d'absolu
à cet égard ; la plus grande variété s'observe.

Jusqu'ici, nous n'avons considéré les lésions tuberculeuses laryngées qu'en elles-mêmes, et un peu
dans leurs rapports avec les lésions pulmonaires.

A la rigueur on peut comprendre que, dans un cas
déterminé, le diagnostic s'impose à l'esprit, après un

examen purement local ayant entraîné les constatations exposées plus haut. Il faut dire cependant que cet examen ne suffit pas, surtout dans les formes de début, alors que l'on peut espérer le maximum d'un traitement bien dirigé institué de suite. Telles sont les formes prémonitoires dont nous avons parlé. Ces constatations de rougeur persistante, de dépoli, de parésie des cordes, d'aspect velvétique, de pachydermie, de tendance nodulaire, auront une signification d'autant plus précise qu'elles seront étayées par un examen général plus minutieux. Même dans les cas où les symptômes locaux se présenteront avec une lumineuse évidence, ce dernier doit être rigoureusement poursuivi.

Des données qui résulteront de ces investigations locales et générales, vous pourrez élever un diagnostic complet. Interrogez avec soin les antécédents héréditaires du malade ; ici, comme dans toute tuberculose, on connaît l'importance de ces recherches. Les antécédents personnels seront relevés avec soin ; ils apprendront l'histoire pathologique du malade, et permettront de déterminer un peu la nature du terrain sur lequel évolue la maladie.

Sachez quels sont les points faibles. Examinez chaque organe ; interrogez chaque fonction. Le poumon est-il suspect ?

Au contraire, présente-t-il des lésions nettement appréciables ? Quelles sont leurs localisations ? leurs caractères ? Depuis quand évoluent-elles ? Quel complexus symptomatique ont-elles entraîné ? Quel a été le retentissement sur l'état général ?

Voyez quelles sont les chances de lutte et, à ce sujet, point capital, assurez-vous de l'état des fonctions digestives. Aucun de ces points n'est à laisser dans l'ombre et l'importance en paraîtra plus grande encore quand il s'agira d'établir un diagnostic difficile, comme quand il faudra déterminer si l'on a affaire à la syphilis ou à la tuberculose. Nous ne parlerons pas ici des accidents secondaires qui s'accompagnent le plus souvent d'autres éléments de conviction, mais, dans les accidents tertiaires, la syphilis, comme la tuberculose, se manifeste au larynx par trois modes de lésions : l'infiltration diffuse ou circonscrite, l'ulcération, la végétation. S'il est vrai souvent que les caractères de siège, de forme, de coloration sur lesquels nous allons insister emportent le diagnostic, il n'en arrive pas moins, en pratique, que les différences ne soient pas aussi tranchées et que tel cas présente des difficultés insurmontables pour l'établissement d'un diagnostic.

Voyons sur quels caractères spéciaux nous pouvons asseoir notre conviction. Nous avons vu plus haut que le siège préféré du processus tuberculeux était la partie postérieure du larynx et par quels signes il s'y traduisait. La syphilis, elle, a une prédilection marquée pour la partie antérieure et surtout l'épiglotte. Elle descend, la tuberculose monte.

La tuberculose s'accompagne d'anémie des tissus caractérisée, par exemple, par cette pâleur pathognomonique du voile du palais. La syphilis respecte la couleur des tissus, l'accentuerait plutôt.

L'infiltration tuberculeuse a un développement

lent, elle apparaît décolorée comme une masse grisâtre, sale, s'étendant régulièrement aux tissus voisins qui participent également à la décoloration générale.

L'infiltration syphilitique, qu'elle soit circonscrite (gomme) ou diffuse, présente une surface lisse, luisante, rouge, avec une réaction inflammatoire des tissus voisins se traduisant par une teinte plus accusée de la muqueuse.

L'ulcération syphilitique, bien localisée, vite constituée, creuse profondément. Les bords en sont taillés à pic et enflammés. Dans la tuberculose, l'ulcération, lentement formée, ronge lentement, se développe sur plusieurs points avec des bords déchiquetés, décollés, irréguliers, rongeant progressivement les tissus environnants pâles et livides.

La végétation tuberculeuse, à base large, à surface bosselée et dure, s'accroît et pullule ; plus rare dans la syphilis elle revêt plutôt, l'aspect d'un bourgeon charnu.

En faveur de la syphilis on a encore l'unitéralité des lésions bien plus fréquente que dans la tuberculose où les formes hémiphymiques sont plutôt rares. Enfin l'existence de signes concomitants (pléiade ganglionnaire, cicatrices, etc.) peuvent entrer en ligne de compte, de même que l'examen des crachats peut déceler la bacillose.

Au point de vue fonctionnel, la toux est moins marquée dans la tuberculose mais les troubles de la respiration sont pour ainsi dire constants et peuvent varier depuis l'essoufflement jusqu'à l'asphyxie nécessitant l'intervention sanglante de la trachéotomie ou le tubage.

D'une façon générale, cette complication est une marque de syphilis et se trouve beaucoup plus rarement dans la tuberculose. A telle enseigne que M. le Dr Garel n'hésite pas à proclamer que : « tout tuberculeux présumé tel qui aboutit à la trachéotomie doit être considéré comme suspect au point de vue syphilis. »

Quoi qu'il en soit, dans tous les cas où le doute subsiste, le traitement spécifique doit être institué. Ce sera souvent la pierre de touche à laquelle on reconnaîtra la nature de l'affection.

Les caractères de la douleur, sa persistance, les hémorragies intermittentes, les chaînes ganglionnaires, la fétidité de l'haleine, les caractères laryngoscopiques de la tumeur, sa propagation régulière aux parties voisines et l'infiltration de ces parties, au besoin l'examen histologique, mettront sur la voix d'une néoplasie. — Quoique, il faut l'avouer, ce diagnostic différentiel ne laisse pas que de présenter souvent de grosses difficultés.

Une forme de tuberculose laryngée est aussi intéressante à différencier de par le traitement plus spécial que peut entraîner sa constatation, nous voulons parler du lupus du larynx. — Quand il survient chez un malade atteint déjà de lupus cutané, le diagnostic est relativement facile par la co-existence de lésions siégeant soit au nez, à la face, à la bouche ou au palais. Il n'en est pas de même lorsqu'on a affaire au lupus primitif du larynx. — Ici l'aspect de la lésion constituée par de nombreuses granulations, sortes de nodosités plates d'un rouge pâle, serrées les unes contre les autres de façon à former dans certains cas une véritable tumeur d'aspect framboisioïde, l'absence de douleur et de réaction locale, l'évolution générale de la lésion et surtout l'examen histologique d'un fragment commanderont le diagnostic.

S'il est important au point de vue du diagnostic de déterminer tous les éléments que nous venons de passer en revue, à plus forte raison pour établir le pronostic. A ce point de vue, la distinction des formes établies précédemment offre un intérêt capital, « car elle nous permettra de porter un pronostic précis. Il y a en effet une grande différence entre le tuberculeux aphone qui mange bien et le tuberculeux dysphagique qui parle encore mais ne peut plus prendre le moindre aliment. — Ce dernier est voué à une mort rapide, résultant de l'inanition.

« Cette distinction établie, il faut ensuite nous rendre un compte exat de l'état général du malade, de son degré de résistance, puis apprécier l'étendue plus ou moins grande des lésions pulmonaires. Ce dernier point est particulièrement difficile à élucider quand les lésions laryngées sont étendues et quand elles déterminent une slérose relative de l'orifice glottique. (1) »

En effet l'auscultation pulmonaire, surtout dans ces

______

(1) GAREL : Communication faite à la *Société française de laryngologie* (congrès de 1893).

derniers cas, se trouve rendue très difficile et la propagation du souffle laryngotrachéal peut masquer des lésions thoraciques souvent très profondes. « Il est superflu de rappeler ici combien variables sont les degrés de résistance des sujets frappés par la tuberculose et cependant de ce degré de résistance dépend absolument le pronostic. — Lui seul permet de calculer les chances de probabilité de guérison. (1) »

Une nouvelle méthode fort en honneur en Allemagne à l'heure actuelle et à laquelle Michaël attache une grande importance pour le pronostic de la tuberculose, nous voulons parler de la diazoréaction, pourrait peut-être apporter ici un sérieux élément d'information. Le temps nous a manqué pour en contrôler les résultats dans la phymie laryngée. — Il est à redouter que, comme beaucoup de procédés de laboratoire appliqués à la clinique, elle ne tienne pas toutes les promesses qu'elle apporta à son origine et ne justifie pas les espérances fondées sur elle à ses débuts.

Ainsi se trouva confirmée à nouveau l'importance d'un examen minutieux du malade soit au point de vue local, soit au point de vue général. C'est l'étude de cet ensemble qui nous permettra de fixer approximativement le degré de résistance du malade. S'il ne présente aucune tare (albumine, alcoolisme, diabète, etc.) ; s'il a conservé l'intégrité de ses fonctions digestives, *point capital ;* si, d'autre part, les lésions pulmonaires sont peu étendues, unilatérales, à plus forte raison douteuses, ses chances de salut augmen-

(1) GAREL : *loco citato.*

tent dans de grandes proportions. Dans le cas contraire, le pronostic doit être très réservé.

Toutefois, il est bon de savoir qu'il est des tuberculeux qui déjouent toute prévision et offrent, pour ainsi dire, des véritables exemples de résurrection. Tel est le cas d'un malade cité dans le rapport du D^r Garel : « Il s'agit d'un jeune abbé qui vint nous consulter il y a deux ans avec une voix presque éteinte et une infiltration tuberculeuse considérable des ligaments aryépiglottiques et des éminences aryténoïdes. Il présentait en somme une de ces formes dysphagiques qui tuent le malade en moins de deux mois. Nous prescrivîmes des calmants locaux, portant en nous-mêmes le pronostic le plus défavorable. Quel ne fut pas notre étonnement, lorsque plus d'un an après nous vîmes ce malade se présenter de nouveau à notre consultation à son retour d'Amélie-les-Bains. Il n'avait plus alors la moindre dysphagie et avait beaucoup engraissé. » C'est sur cet exemple rempli de plus d'un enseignement consolant que nous terminerons cette brève monographie de la tuberculose laryngée pour passer à l'étude de sa curabilité et des moyens aptes à l'assurer.

# CHAPITRE II

L'exemple de guérison que nous venons de donner
est d'autant plus saisissant que le malade condamné
vit encore en très bonne santé. Si nous considérons
qu'il est venu trouver M. Garel en 1891, on voit qu'il
s'est écoulé un temps respectable depuis, et il nous
semble difficile, même à l'esprit le plus prévenu, de
pouvoir nier la guérison. Nous en apporterons, du
reste, de plus remarquables encore dans la suite de
ce chapitre ; mais, avant d'entrer plus avant dans la
discussion, il nous a semblé utile de passer, en quelque sorte, une revue des principales opinions données
à ce sujet, des arguments employés à les étayer et des
conclusions tirées sur ce point si palpitant d'intérêt
de la curabilité de la tuberculose laryngée. Nous
nous excuserons tout d'abord de n'avoir pu donner à
cette question toute l'ampleur qu'elle mérite, mais le
cadre est trop restreint et le temps nous a manqué
pour fournir tous les développements que comporte
un tel sujet. Nous le reprendrons peut-être dans la
suite.

En Allemagne surtout, nous sommes tentés de dire

exclusivement, étant donnée l'importance des travaux, nous trouverons **le plus** d'éléments. Toutes les opinions y ont été émises et soutenues ; aussi sera-t-il très profitable d'y jeter un rapide coup d'œil. C'est vers 1880 que Schmidt mentionne deux cas de guérison spontanée. L'un de ces cas concerne une femme de trente ans. Après une infiltration évidente des poumons survinrent chez elle de profondes ulcérations de la paroi postérieure du larynx. Du fond de l'une de ces ulcérations surgissait une aryténoïde nécrosée. A un second examen, fait à plusieurs mois d'intervalle, Schmidt constata que *l'aryténoïde avait été éliminée et que le larynx était complètement guéri.* Sans doute, la malade avait une voix voilée à cause de l'immobilité de ses cordes vocales. Les lésions pulmonaires ne s'étaient pas améliorées et une année plus tard entraînaient sa mort, sans qu'elle ait présenté la moindre récidive de son larynx.

Dans un second cas, c'était une petite ulcération de la paroi postérieure du larynx survenue chez une femme qui, douze ans auparavant, était sortie de Gœrbersdorff relativement guérie d'une grave atteinte pulmonaire. Un nouveau séjour au sanatorium amenait l'ulcération à guérison spontanée. Le poumon n'est pas encore guéri, mais il est en bonne voie.

Clar mentionne un cas de tuberculose laryngée et pulmonaire avec ulcération de la paroi postérieure du larynx guérie par une cure de lait dans la montagne.

Grayson trouva chez un jeune homme de vingt-cinq ans, présentant des bacilles dans les crachats,

une destruction étendue du larynx complètement
cicatrisée.

Rosenberg communique un cas dans lequel des
ulcères tuberculeux du larynx guérirent sans traitement local avec, comme reliquat, un diaphragme
cicatriciel.

Ziennssen aussi eut en traitement deux malades
porteurs d'ulcérations laryngées chez lesquels *post
mortem*, on put constater du tissu de cicatrice à la
place des plus récentes ulcérations.

Mais c'est surtout Heryng qui par ses travaux, ses
écrits, ses recherches anatomo-pathologiques, a le
plus fait pour mettre au point une question aussi
intéressante.

Son *traité* de la curabilité de la phtisie laryngée,
traduit par M. le Dr **Schiffers** de Liège et paru
en 1888, nous donne **de** précieux renseignements et
nous sommes **heureux de** constater en passant qu'il
a été pour nous un **guide précieux** auquel nous avons
eu souvent **recours dans la** série des études qu'a
nécessitées **ce travail**.

Déjà auparavant, dès 1861, Rühle avait abordé la
question des guérisons soit passagères soit durable,
des ulcères tuberculeux.

**Turk et Tobold** le suivirent dans cette voie en se
prononçant également pour la possibilité de la guérison (1).

En France, en Angleterre, en Amérique, quoique

---

(1) C'est dans une communication d'Eisenbarth que nous avons
puisé cette suite d'informations.

l'on trouve des publications, plutôt rares il faut l'avouer, sur le même sujet, elles sont loin de fournir sur l'ensemble de la question des données aussi précises et l'effort, à ce point de vue, est plutôt particulier et se rapporte à des observations paraissant intéressantes à leur auteur, et accompagnées de quelque commentaire. Nous ne pourrions passer en revue la série complète de tous les écrits qui ont abordé la question, qu'il nous suffise de citer les noms de Jouret, auteur d'un fascicule intéressant sur la tuberculose pulmonaire et laryngée; de M. le Dr Garel, qui a traité d'une façon magistrale dans son rapport à la Société française de laryngologie, au Congrès de 1893, la question du traitement médical de la tuberculose laryngée. — Nous y avons fait de larges emprunts. Citons encore M. le Dr Cadier; le Dr Castex de Paris qui présenta une étude très intéressante sur la curabilité de la tuberculose laryngée au Congrès de 1898 pour l'étude de la tuberculose chez l'homme et les animaux; le Dr Botey de Barcelone; plus récemment le Dr Cohn et combien d'autres que le manque de place nous empêche de citer et qui trouveront rang à l'index bibliographique terminant ce travail.

La lecture de tous ces travaux donne une impression vague, indéfinissable, et il semble, à quelques exceptions près, que l'auteur, tout en rapportant des cas heureux, se tienne toujours sur une prudente réserve, n'osant tirer des conclusions fermes et semblant le plus souvent ne relater les observations même les plus probantes, qu'au titre de cas rares et exceptionnels.

Et ceci n'est point étonnant à voir la rigueur avec laquelle la plupart des écrivains allemands ont écarté au second plan les constatations cliniques dans la détermination de la curabilité.

« Encore une fois cette rareté doit être constatée dans les autopsies par la cicatrisation du larynx. Les recherches laryngoscopiques sur les vivants ne peuvent donner autant de renseignements que l'examen du cadavre ; par conséquent, en réponse à la question présente (la curabilité), seule cette dernière façon de procéder doit être retenue. Les faits cliniquement constatés doivent être estimés au plus juste et demeurer longtemps en observation. (1) »

Sans vouloir entrer dans la discussion approfondie et attaquer au point de vue scientifique la rigueur de tel procédé, qui, d'autre part est souvent de mise, « le thérapeute se laissant troubler par la joie d'une cure aussi difficile » (Kuttner), il est permis cependant de faire quelques réserves.

Elles nous permettront d'assigner à chaque méthode sa valeur propre et de ne pas exclure a priori l'une au profit de l'autre. Quant à nous, ainsi que nous l'avons déjà dit, nous plaçant au point de vue exclusivement clinique, nous sommes en droit de demander, pour s'en tenir à cette méthode rigoureuse, comment on pourrait jamais affirmer cliniquement la guérison dans la tuberculose pulmonaire.

Et que de fois cependant les données d'un examen général et local peuvent fournir des éléments de cer-

(1) Eisenbarth : *loc. cit.*

titude aussi sûrs que les plus minutieuses constatations anatomiques ! Il ne nous a pas été donné dans
la suite des observations présentées ici de pouvoir
apporter des preuves nécropsiques de guérison, si
chères aux auteurs allemands. Nous croyons cependant pouvoir affirmer catégoriquement cette guérison
par l'ensemble des constatations cliniques résultant
de la cessation des symptômes morbides, le retour de
la fonction, l'examen attentif et renouvelé de l'organe
et de l'économie, qui nous permettra assez souvent
de constater la restitution intégrale et surtout la
longue durée de cet état de guérison, estimant avec
le malade que la rénovation fonctionnelle obtenue
et maintenue, soit sous bénéfice de certaines pré-
cautions, soit en l'absence de ces dernières, suffit à
nous faire proclamer la guérison, laissant au savant
anatomo-pathologiste la consolation de voir son malade mourir guéri.

A ce point de vue, nous nous permettrons les remarques suivantes : à part les observations étrangères, toutes celles que nous rapportons dans ce travail et que nous devons en grande partie à l'obligeance de M. le D$^r$ Garel ont été l'objet d'examens
nombreux de la part de praticiens dont la compé-
tence bien connue est au-dessus de toute contesta-
tion ; nous avons écarté rigoureusement toute observation de tuberculose contestable cliniquement et
nous sommes surtout attachés à rapporter celles qui
ont pour elles la consécration du savoir dans la
détermination de la lésion et du temps dans l'appréciation de la guérison. D'autre part, nous avons re-

produit de préférence les observations étrangères qui
portaient avec elles l'appoint d'un examen anatomique. Il nous sera bien permis de penser que si
l'examen nécropsique avait pu être pratiqué, il eût
confirmé les constatations cliniques que nous rapportons.

Nous n'avons pas été moins frappé, en dehors des
cas que notre modeste expérience nous avait permis
de suivre, du nombre relativement considérable
d'observations qu'il nous a été possible de rassembler dans le temps plus que limité dont nous avons
disposé et le cercle un peu restreint où nous avons
évolué. Il n'est guère de porte où ayant frappé, à bon
escient du reste, nous n'ayons reçu, après examen,
une réponse favorable. Et ceci est d'autant plus
remarquable que ces malades sont légion, et que les
lésions qu'ils présentent sont par là même moins ca-
pables de frapper l'attention du médecin traitant.
D'autre part, combien d'améliorations qui échappent
au contrôle de l'observateur ! Combien de guérisons
ignorées parce que le malade, sitôt soulagé, à plus
forte raison guéri, s'empresse d'échapper au contrôle !
Nous pouvons presque dire que c'est la règle pour
les observations si intéressantes fournies par notre
maître, M. Garel, et c'est souvent par des tiers que
l'heureuse issue de la maladie a été dévoilée. Souvent
aussi c'est d'une façon fortuite qu'elle est venue à
connaissance. Nous ne voulons pas laisser échapper
cette occasion de remercier bien vivement tous ceux
qui se sont intéressés à cette étude et l'ont rendue
intéressante par les consciencieuses observations

offertes, les remarques judicieuses apportées à l'appui. A M. le Dr Garel, qui nous a fourni nos plus intéressantes observations et dans les doctes leçons duquel nous avons puisé les quelques connaissances laryngologiques que nous pouvons posséder. A M. le Dr Didier, qui a eu l'obligeance de rassembler cinq observations détaillées. A mon ami le Dr Bernoud, qui a bien voulu imposer une trève à ses nombreuses occupations pour nous rassembler trois observations bien typiques qu'il s'est donné la peine de calligraphier lui-même. A mon ami le Dr Chapuis, dont nous n'oublierons pas l'intéressante causerie sur le sujet de ce travail, nous disons merci sincèrement. Nous n'aurions garde d'oublier M. le Dr Deygas, qui a complaisamment mis à notre service sa connaissance approfondie de la langue allemande, et M. Gay, qui nous a été d'un précieux secours dans la transcription de notre manuscrit.

Il nous semble inutile de nous étendre plus longuement sur la question de la curabilité. Les observations qui suivent démontreront plus clairement que les plus graves dissertations l'objet de la discussion.

## OBSERVATION I

### (Tirée d'une communication d'Eisenbarth.)

Il s'agit d'un ouvrier âgé de quarante-sept ans, qui vint en deux fois à l'hôpital Jan de Plœn pour faire traiter des lésions pulmonaires. A sa seconde entrée il présentait de la dysphagie et de l'enrouement. Un premier examen laryngoscopique ne donna aucun résultat à cause de la difficulté que l'on éprouva à le pratiquer chez le patient. Que son affection fût tuberculeuse, cela n'était pas douteux par l'examen des crachats. A sa sortie fin octobre 1898 les douleurs étaient surtout vives sur les côtés du larynx.

Au milieu de janvier 1899, le patient vint à la polyclinique de Kiel; il se plaignait de fortes douleurs au larynx. Après quelques difficultés, la laryngoscopie pratiquée montra une vaste cicatrice d'ulcère sur la vraie et fausse corde droite. Le traitement fut surtout dirigé contre les lésions pulmonaires et intestinales que présentait le malade et qui causèrent sa mort, le 16 février 1899.

Voici maintenant la relation détaillée de la maladie.

Aux dires du malade, pas d'antécédents héréditaires. Le début de son affection actuelle remonte à décembre 1896, et, depuis le milieu de mars 1897, il est incapable de travailler.

La maladie commençait par un rhume; plus tard le malade avait à se plaindre d'une abondante expectoration. Au mois de mai douleurs lancinantes dans le côté gauche de la poitrine. Jamais d'hémoptysie. A son entrée, l'état général n'est pas trop compromis, il a une tendance à la diarrhée, de fréquentes envies de tousser, ne souffre pas, mais le moindre effort le fatigue et les sueurs nocturnes ne sont pas rares.

Au 10 juin 1897, aspect souffreteux, état général médiocre. Amaigrissement. Sternum projeté en avant. Omoplate saillante. Tour de poitrine = 88 cent. Pouls régulier, bat environ à 92. Bruits du cœur faibles.

Aux poumons à droite, devant, au-dessus de la clavicule et au-dessous, jusqu'à la deuxième côte, à gauche en arrière de la fosse sus-épineuse à la zone de matité, respiration rude, expiration prolongée. Quelques râles.

Tendance à la diarrhée; sur le tronc et les membres supérieurs, exanthème étendu en voie de disparition.

On ordonne repos complet. Friction matin et soir, codéine et atropine au besoin.

Au bout de quelque temps, amélioration de l'état général. Tendance à la diarrhée et sueurs nocturnes disparaissent peu à peu. Toux beaucoup moins fréquente. Le poids passe de 111 à 129 livres. Température aux environs de 38°. Vers la fin de juillet, signes de prochaine infiltration des deux sommets. Il sort de l'hôpital, le 9 août 1897, très amélioré.

Après sa sortie, il travaille environ trois semaines, en septembre, laissa son travail jusqu'en mai 1898 où il le reprit. Pendant toute cette période, il présenta de la fièvre, de la toux, de l'expectoration sanguinolente et des sueurs nocturnes. Il rentra de nouveau à l'hôpital, le 8 août 1898, se plaignant de dysphagie.

A son entrée, mauvais état général. Amaigrissement, teint cyanosé. Aux poumons mêmes signes qu'à sa sortie, voix rauque. Dans les crachats quelques bacilles.

L'enrouement, avec le temps, devient plus prononcé, et bientôt on ne sait pour quelles raisons, il présenta, dans la nuit, quelques crises laryngées.

Au 14 janvier 1899, depuis trois semaines, s'est établie une forte diarrhée. Grandes envies de tousser tourmentent le malade et son larynx le fait beaucoup souffrir. Sa peau est sèche, la langue sale et la température monte, le soir, jusqu'à 38° 6. La voix est très enrouée. La douleur qu'il ressent est surtout localisée vers le haut du cartilage cricoïde.

Au laryngoscope, œdème considérable de l'épiglotte, et ulcération de la dimension d'une pièce de 10 pfennigs occupant toute la vraie et fausse corde droite.

Un deuxième examen fait découvrir une cicatrice d'aspect plus récent sise à la commissure antérieure. Le patient est tourmenté par un besoin constant de tousser. Il expectore par jour 100 c.c. environ de crachats purulents contenant des bacilles.

Lésions pulmonaires en progression; diarrhée par jour

10 à 14 selles boueuses et infectes, avec lambeaux de muqueuses.

L'urine est épaisse et trouble  et présente la diazoréaction.

Traitement : cataplasmes chauds autour du cou. Sur l'abdomen compresses de Priessnitz. Teinture d'opium.

Après une légère amélioration de quelques jours, caractérisée par la moins grande fréquence des selles et de la toux, l'état du malade empire de plus en plus et il meurt le 6 février.

Voici les résultats de l'autopsie. Nous passerons sur l'examen des poumons et des organes d'un intérêt moins immédiat pour nous, pour arriver à celui du larynx.

Cartilage cricoïde ossifié. Epiglotte en grande partie normale et dans l'autre partie la muqueuse présente une cicatrice triangulaire. Prolapsus du ventricule de Margagni à droite, fusiforme. La moitié postérieure de la corde vocale gauche gris rouge, paraissant cicatrisée, montre avec une petite interruption  une moitié du ventricule paraissant cicatrisé aussi. La corde vocale droite est suppléée par une bande de tissu de cicatrice en relation avec le ventricule droit. Cette bande, à peu près à 5 mil. au-dessous de la ligne de prolongement de la corde vocale gauche, passe à la moitié inférieure du larynx, en présentant une petite échancrure accusant un léger degré de cicatrisation. Plus loin, en bas, vers le milieu du larynx, on voit une cicatrice de forme irrégulière, un peu au-dessous de la cicatrice de la corde vocale droite.

Nous avons insisté tout particulièrement sur cette observation bien longue encore, malgré les nombreuses amputations que nous lui avons fait subir dans le détail, car cela est intéressant à plus d'un point, et elle fixe, d'une façon pour ainsi dire  plus mathématique, les conditions et les constatations de guérison.

A côté de cette dernière, nous en placerons une seconde éminemment intéressante, en ce sens que le processus tuberculeux a été suivi, étape par étape pour ainsi dire, dans la voie de la guérison, et que l'on peut assister successivement au retour fonctionnel dans toute son étendue.

### OBSERVATION (inédite)
Due à l'obligeance de M. le D<sup>r</sup> Garel.)

Mlle R..., vingt-deux ans, vient consulter, le 15 septembre 1884.

Le début de l'affection remonte à octobre 1882. A été pour la première, soignée par le docteur Blanc, en janvier 1883. Elle a été à Eaux-Bonnes, en 1883-84 et a passé dix mois à Hyères.

L'aphonie est presque complète; les cordes vocales sont déchiquetées en dents de scie. Il y a, au sommet droit, en avant et en arrière, une matité très nette avec rudesse respiratoire, mais pas de craquements. L'état général est assez bon.

En octobre 1884, les cordes vocales sont moins déchiquetées et les bords sont plus réguliers, sauf du côté droit. Le poumon est en meilleure voie.

Le 31 octobre, elle dit que depuis quinze jours, la voix commence à revenir, mais elle reste rauque.

Le 22 novembre, l'état est stationnaire.

En mai 1884, la malade revient d'Hyères; on ne constate plus que de la matité à droite et quelques soupçons de râles après la toux, à droite et en arrière.

Les cordes vocales sont sans la moindre ulcération et presque blanches. La voix est bien meilleure.

La malade est revue en novembre 1885 : les cordes vocales sont parfaitement saines; la voix est parfaite, sauf que la malade ne peut bien chanter. Il y a un peu de respiration rude au sommet droit, mais sans râle.

En mai 1886, l'état général est parfait, les cordes vocales sont saines.

La droite un peu moins large. Quelques mouvements synergiques des deux cordes, mais par intervalle seulement.

Au 16 juillet 1886, cordes parfaitement saines; état général bon. La malade chante assez bien.

Le 25 novembre elle est revue. Les cordes vocales sont absolument intactes, d'une blancheur remarquable. Depuis elle a quitté Lyon et a été perdue de vue.

### OBSERVATION III (inédite)

#### (D<sup>r</sup> GAREL.)

M. L. B... déjà soigné antérieurement par le docteur Blanc pour bacillose pulmonaire dont le début remonte vers 1879, a eu de nombreuses hémoptysies.

Vint consulter le docteur Garel, ayant un enrouement marqué; les deux cordes vocales étaient rosées, offrant quelques irrégularités. A ce moment-là il allait déjà beaucoup mieux. Il fit deux saisons à Cauterets, une à Royat, une autre à Alger. De plus, il allait tous les ans à Saint-Alban, se soumettre à un traitement hydrothérapique. Guérit complètement.

Mais vers 1886, menaces d'hémoptysie.

En septembre 1901 il se produit de nouveau de l'enrouement, mais sans bronchite. A l'examen, la corde vocale droite présente des exulcérations très nettes qui durèrent toute l'année et durent être cautérisées fortement. De plus la corde était épaissie. Le traitement le remit complètement.

Ajoutons qu'il est père de quatre enfants.

Il est à remarquer que le début de l'affection pulmonaire remontait à 1879; le larynx fut touché postérieurement en 1884, guérit complètement et le malade resta quinze ans sans aucun accident pathologique. Un léger retour offensif du côté du larynx  'marqua l'année 1901, et à l'heure actuelle, son état laisse présumer qu'il est complètement à l'abri de toute récidive.

## OBSERVATION IV (inédite)
### (Dr Garɘl.)

G..., trente-cinq ans, vient en novembre 1885, présente du coryza chronique avec laryngite chronique. Enrouement datant de deux ou trois mois. Surdité assez marquée depuis l'âge de quatorze ans.

Pendant quelque temps, cautérisation au galvanocautère dans le nez et le pharynx, et quelques badigeonnages laryngés au chlorure de zinc.

En janvier 1886, le malade présente un épaississement de la corde vocale droite. L'été de cette même année, il fait une saison à Allevard. A son retour, la voix est un peu voilée et on constate, à l'examen laryngoscopique, que les cordes sont desséchées, et qu'il existe sur la corde vocale droite  trois petits points saillants, jaunâtres, l'épaississement ayant disparu. Râles au poumon droit en arrière.

En janvier 1887, les lésions s'accentuent; la voix est plus voilée. Dans le courant de mars, le malade prend une hémoptysie et sur les conseils du docteur Gignoux, il part pour Gœrbersdorff. Il y passe dix-huit mois et revient complètement guéri.

Le malade mourut dix ans après, d'une maladie intercur·rente.

## OBSERVATION V (inédite)
### (Due à l'obligeance du Dr Didier.)

En juillet 1896, m'est adressé à Allevard, par le docteur Chaintre, M. R..., trente-huit ans, que j'avais vu opérer l'année précédente, à l'hôpital Saint-Pothin. Le docteur

Garel lui avait fait une résection des masses aryténoïdiennes avec la pince à emporte-pièces. Voici son histoire pathologique racontée par lui-même. Pleurésie droite, il y a neuf ans, très grave. Depuis cette époque, amaigrissement et mauvais état général. Perte des forces. Courbatures. Impossibilité de marcher longtemps, s'enrhume tous les hivers. Pas d'antécédents spécifiques. Il y a vingt mois, apparition de sa laryngite. Aphonie survient assez rapidement en même temps que dysphagie et impossibilité d'avaler le lait qui ressortait par le nez. Les aliments ne pouvaient pas passer, à cause de l'obstruction mécanique surtout, les douleurs étaient très supportables. A cette époque, il perd sa femme, emportée par un carcinome utérin avec généralisation hépatique. Les chagrins ne font qu'accroître son mal et, devant l'impossibilité de s'alimenter, il vient passer deux mois à Lyon, hôpital Saint-Pothin, dans le service du docteur Garel. Ce dernier, en présence de la gravité des symptômes, grosses infiltrations laryngées et sténose menaçante, fait la résection de l'aryténoïde gauche. Peu de temps après, le malade, s'alimentant mieux, repart dans le Jura.

En 1896, lorsqu'il arrive à Allevard, la voix est très couverte, sans aphonie complète. Le malade se trouve mieux depuis son opération, mais il ne peut pas parler au public dans son commerce. Il expectore peu, sans toux et sans efforts, tandis qu'autrefois les sécrétions laryngées glaireuses étaient constantes et les petites hémoptysies fréquentes.

A l'examen, je constate une dépression très marquée en cicatrice sur l'aryténoïde gauche, avec petite ulcération du bord interne de la corde droite. Rougeur des deux cordes.

Aux poumons : Sommet droit, matité avec exagération des vibrations thoraciques. Respiration rude et soufflante. Diminution du murmure vésiculaire dans toute la hauteur avec submatité.

A gauche, respiration rude et puérile dans toute la hauteur.

Part d'Allevard, le 10 août, sans changement notable dans son état. Le 1ᵉʳ septembre, il ne pouvait pas encore parler haut et appeler son chien à la chasse.

La voix est revenue petit à petit, au mois d'octobre.

Juillet 1897. — Le malade revient pour la seconde fois. Il est enchanté de sa première cure, a engraissé sensiblement Plus de quintes de toux. Crache deux à trois fois le matin et a remarqué que le premier crachat est toujours rouillé. Mais ce n'est rien comparativement aux crachats franchement rouges de l'an dernier. N'a pas eu de bronchite cet hiver, il est sorti tous les jours et a pu chasser sans inconvénient. Il ne se sent réellement fort que depuis trois mois, n'a plus les fatigues des membres et la courbature dont il se plaignait depuis des années.

L'auscultation donne les mêmes signes que l'année précédente: traces de vieille pleurésie droite avec sommet cicatrisé.

Larynx: Plus d'ulcération de la corde droite qui est seulement rosée. La corde gauche est blanc nacré. La dépression cicatricielle en godet de l'aryténoïde persiste toujours.

La voix est forte et assez bien timbrée.

Août 1898. — Le malade revient à Allevard pour la troisième fois. Il est gros, gras, fort, est fier d'avoir chassé tout l'hiver.

Aux poumons, on n'entend toujours aucun râle aux sommets.

Au larynx, on voit seulement la cicatrice résultant de la perte de substance de l'aryténoïde gauche. Les cordes sont légèrement rosées; elles se contractent bien. Au repos la corde gauche s'écarte de la ligne médiane plus que la corde droite, comme si son insertion aryténoïdienne était réjetée en dehors, conséquence de l'opération.

Depuis cette époque aucune nouvelle du malade. On apprend dernièrement, par une lettre du docteur Chaintre, que le malade était si bien guéri qu'il se maria. Il était dans un état parfait au point de vue général et sa voix était devenue assez bonne.

Il succomba à une mort violente, sans avoir présenté aucune récidive.

## OBSERVATION VI (inédite)

### (Due à l'obligeance du Dr BERNOUD.)

X..., quarante-huit ans, pas d'antécédents héréditaires. Ethylisme professionnel probable, vient consulter le docteur Bernoud, pour sa gorge et ses poumons, tousse depuis plusieurs années, a pris récemment de l'enrouement qui persiste et même augmente, s'acompagnant parfois d'un peu de dysphagie. Il existe des signes pulmonaires aux deux sommets, très nets (craquements secs). Néanmoins l'état général reste satisfaisant.

Au larynx, rougeur diffuse de deux cordes vocales et sur la corde vocale gauche de petites exulcérations superficielles. Très léger œdème des aryténoïdes.

Le malade est envoyé à Hauteville d'où il revient au bout de trois mois, après avoir suivi la cure ordinaire, sans intervention sur le larynx. L'état du poumon est meilleur manifestement, mais du côté du larynx, l'œdème des aryténoïdes a augmenté, entraînant une dysphagie considérable. Le malade est aphone et les ulcérations ont gagné en profondeur.

Un traitement méthodique est institué immédiatement. Deux badigeonnages à l'acide lactique par semaine et quotidiennement, aspiration avec le tube Leduc de poudre d'iodoforme et orthodorforme, et inhalations d'infusion de feuilles d'eucalyptus additionnée de baume du Pérou.

La dysphagie cède assez rapidement, la voix revient petit à petit et au bout d'un mois et demi environ la voix est revenue complètement et le larynx peut être considéré

comme guéri, sans perte de substance, sans cicatrice
appréciable.

Le malade passe un hiver sans rechute et au printemps
suivant, il me déclare qu'il parle comme tout le monde
et même peut, sans effort, appeler son domestique travail-
lant dans les champs à 500 mètres de distance. Le poumon
reste amélioré avec craquements persistants à un sommet.
A l'automne, le malade revient à nouveau désolé parce qu'il
a perdu la voix. Mais il ne tousse pas et il n'a pas de dysphagie.

A l'examen, on constate une paralysie de la corde vocale
gauche, mais absolument aucun signe du réveil de l'affection bacillaire ancienne. Les choses en sont restées là et
par conséquent, le malade est guéri depuis deux ans sans
récidive, alors qu'il présente encore des signes au poumon.

Cette observation paraît intéressante en ce sens qu'elle
semble démontrer que le traitement a eu réellement de
l'influence.

## OBSERVATION VII

### (KRAUSE.)

M. M..., pharmacien, vient en traitement, le 5 mai 1887.

Etat : La bande ventriculaire et la corde vocale gauche
fortement infiltrées et exulcérées. Infiltration du ligament
ary-épiglottique. Périchondrite de l'aryténoïde gauche. A
la partie postérieure, tumeur mesurant à sa base 1 cent. de
diamètre, demi-hémisphérique, recouverte par une muqueuse intacte. Induration du sommet gauche. Enrouement très net et dysphagie. Fièvre modérée. Etat général,
relativement satisfaisant.

L'ulcération et l'infiltration sont badigeonnées avec la
solution d'acide lactique à 30 %, et au bout de deux jours,
dysphagie et enrouement sont bien moindres. La première

disparaît bientôt complètement. A la date du 10 juin, les ulcérations sont entièrement cicatrisées. Néanmoins il persiste une légère infiltration des bandes ventriculaires.

Mais le 13 juin apparaît sur l'aryténoïde gauche une infiltration œdémateuse considérable qui rétrécit beaucoup la lumière du larynx et obstrue en partie le sinus pyriforme. La dysphagie réapparaît. Depuis ce jour, jusqu'au 20 juin, l'œdème s'est étendu, il surplombe en avant et en arrière.

Mais dans la suite, les parties envahies se cicatrisent bientôt, à telle enseigne que le patient peut partir pour Gœrbersdorff le 6 juillet. Toute la moitié gauche du larynx est dégonflée, les ulcérations qu'il présentait cicatrisées, l'infiltration résorbée. Reste encore une légère infiltration du ligament ary-épiglottique droit qui cède au bout de huit jours.

Le 29 octobre, M. M... revient de Gœrbersdorff où il a pris 6 kil. ½ pour se soumettre à un nouvel examen. On voit une petite érosion plate sur l'aryténoïde gauche et une immobilité de la corde vocale gauche. A part cela tout paraît cicatrisé. La voix cependant est voilée, mais assez puissante. Le patient se rendit à Davos d'où le 30 janvier 1888, il fait savoir qu'il a pris 2 kilos et de la sorte atteint son poids normal d'avant sa maladie soit 60 kilogrammes.

Néanmoins, il persiste un peu de toux le matin et le soir, mais il se trouve tout à fait bien. Son larynx ne présente plus aucune trace de maladie et si sa voix n'est pas rès claire, du moins est-elle assez forte et suffisamment timbrée. Le malade pense reprendre en avril ses occupations de pharmacien.


## OBSERVATION VIII

### (KRAUSE.)

Minna F..., vingt-huit ans, vient me consulter, le 23 novembre 1888. Elle vient de Gœrbersdorff ù elle a passé cinq mois. Elle y avait amélioré des lésions pulmonaires

et aussi laryngées qui, en fin de compte, avaient été cure-
tées. Les douleurs étaient moins vives. A cette époque s'éta-
blirent un enrouement et une dysphagie considérables.

Aux poumons, des deux côtés, foyer de râles très nombreux, surtout à gauche, où les lésions semblaient le plus
avancées. Le larynx montrait une invasion de toute la
partie supérieure du côté gauche par le processus tuberculeux. Des ulcérations marquaient les deux bandes ventriculaires. D'autre part, l'épiglotte, les replis ary-épiglottiques, les aryténoïdes étaient envahis par un infiltration
dure, localisée à la partie postérieure, saillant dans la
lumière du larynx et tenant écartées l'une de l'autre pendant la phonation, les deux cordes vocales. La sécrétion
était plutôt tarie et la muqueuse sèche et aride. Je pensais
remédier à la ·sténose relative par quelques' coups de
curette. Et, en effet, en deux séances, j'eus comme résultat
de rendre la voix à la malade. Si les sons étaient encore
rauques, ce qui était dû à la défectuosité des cordes vocales,
du moins le timbre en était suffisamment sonore. Les deux
replis ary-épiglottiques et le reste de l'épiglotte furent
passés à la curette. Le résultat fut une cicatrisation immé-
diate de la muqueuse qui sécrète normalement. La dysphagie disparut dans la première quinzaine et la patiente, de
jour en jour, s'alimente mieux. Deux semaines après son
entrée, le processus tuberculeux pouvait être considéré
comme guéri et la patiente, avec une augmentation de
poids de 5 kilogs, quittait l'établissement.

Il restait une saillie dans l'espace interaryténoïde et un
léger épaississement de l'épiglotte. Le processus pulmonaire s'est également amélioré, les râles sont peu nombreux,
l'expectoration insignifiante. La patiente est toujours sou-
mise à mon observation et son rétablissement fait ur. progrès ininterrompu.

*Deux cas de guérison de tuberculose laryngée*

## OBSERVATION IX

### (Lanenbourg.)

F. N..., vingt-sept ans, antécédents héréditaires chargés (mère morte de phtisie), se plaint, depuis décembre 1887, d'un enrouement auquel, il y a quatre mois, se joignirent une toux continuelle et de la gêne de plus en plus croissante de la déglutition.

25 juin 1888. — Le malade entre en traitement.

Etat actuel : Amaigrissement, voix rauque. Le sommet du poumon droit est infiltré avec, à l'oreille, des bouffées de râles fins. Au larynx, muqueuse épiglottique pâle, amincie, mais non ulcérée; les pointes aryténoïdiennes sont envahies par un gonflement inflammatoire qui comble également la fente inter-aryténoïdienne. De la face antérieure de la paroi laryngienne postérieure se détachent en saillie une série de granulations, cordes vocales et bandes ventriculaires saines.

On institue les badigeonnages à l'acide lactique à 30 % et insufflations d'iodal. Malgré un traitement énergique, l'ulcération épiglottique s'étend davantage.

17 mars 1889. — Il s'accuse un peu d'amélioration, les ulcères commencent à se déterger; de nombreux bourgeons comblent la perte de substance. Après trois semaines de traitement la cicatrisation est complète; mais naturellement le processus de cicatrisation a laissé son empreinte sur l'épiglotte qui se trouve partagée par un sillon en deux parties égales.

18 juillet 1889. — Nouvelle apparition du malade qui revient avec une autre ulcération bacillaire grosse comme une lentille, à la lèvre inférieure.

Guérison par l'acide lactique, après quatre semaines.

Pas de récidive au larynx. Les lésions pulmonaires ont cependant fait de notables progrès. Tout le sommet gauche est infiltré. A droite, mêmes lésions qu'au début.

Les derniers jours de décembre, notre malade tomba du haut en bas d'un escalier et se fit une forte blessure à la cuisse. En même temps apparurent tous les signes d'un pneumathorax droit qui d'ailleurs emporta le malade le 2 janvier 1890.

A l'autopsie, on trouve l'épiglotte épaissie, tout autour de l'ancienne ulcération, dont la cicatrisation était restée complète.

## OBSERVATION X

### (Lanenbourg.)

M.. N..., trente ans, eut, en septembre 1888, deux hémoptysies. Depuis décembre de la même année, il se plaint de compression à la gorge, de difficultés à la déglutition et de troubles dans la voix.

Pas d'antécédents héréditaires.

Au 28 janvier 1889. — Malade de taille moyenne, constitition robuste, état général bon. Au sommet gauche résonnance tympanique sourde, râles fins, murmure vésiculaire rude. Au larynx, épiglotte œdématiée, inclinée, un peu rejetée de côté. Au milieu du bord supérieur, ulcération légère.

Comme traitement, badigonnages à l'acide lactique, insufflations d'iodol, créosote à l'intérieur. Le traitement local est pratiqué tous les deux jours.

Le 21 février 1889. — L'ulcération est guérie. Il ne subsiste qu'une légère infiltration épiglottique.

2 mars 1889. — Le malade se croyant guéri n'avait plus reparu. Mais depuis quelques jours, il est de nouveau inquiété par des troubles de déglutition assez notables.

A l'examen laryngé, infiltration épiglottique surtout à

gauche. A l'endroit de l'ancienne ulcération, il existe actuellement une crevasse qui va jusqu'au cartilage et découvre celui-ci sur une étendue de la dimension d'une lentille. En dehors du larynx, il existe de plus une ulcération de la lèvre inférieure manifestement tuberculeuse. Le traitement à l'acide lactique est de nouveau institué aussi bien pour le larynx que pour la lèvre. De plus on administre de la créosote au malade. Déià les jours qui suivirent, lorsque ie malade se représenta à nous l'œdème des aryténoïdes était bien diminué et la déglutition plus facile. Pendant deux jours on continua les badigeonnages à l'acide lactique et après le malade fut soumis à des inhalations d'iodol.

8 août 1889. — Les ulcérations ont disparu. Sur la paroi laryngienne postérieure, on retrouve encore de l'infiltration superficielle. La toux a presque entièrement cédé; la voix est redevenue presque claire. A partir de ce moment le malade ne revient plus qu'une fois par semaine.

1ᵉʳ octobre 1889. — Tout trouble fonctionnel a disparu. La voix est restée claire. Le larynx possède sa configuration normale. A l'endroit où se trouvait l'ulcération, on remarque pourtant encore un peu d'œdème en surface. La cicatrisation s'est faite sans laisser de traces apparentes. La malade peut être considérée actuellement comme guérie.

10 janvier 1890. — La malade vient pour la dernière fois. Même aspect laryngé. Les lésions pulmonaires sont restées stationnaires. Dans l'intervalle, la malade a pris régulièrement de la créosote.


## OBSERVATION XI (inédite)

### (Dr DIDIER.)

Monsieur D..., dix-neuf ans, est envoyé à Menton, en 1898, pour passer l'hiver. Mère morte tuberculeuse; une sœur morte à vingt ans, de tuberculose à marche rapide. Ce jeune homme ayant eu des hémoptysies dans le courant de l'été, le père, sur les instances du médecin de la famille, se décide à se séparer du seul enfant qui lui reste. Il est adressé avec le diagnostic de tuberculose pulmonaire, au début, et laryngite tuberculeuse. On craint une marche rapide comme pour sa sœur.

A l'auscultation, pas de râles, mais une respiration très rude au sommet gauche, avec submatité à ce niveau. Au sommet droit comparativement diminution du murmure vésiculaire, pas de modification sensible des vibrations thoraciques.

A l'examen du larynx : Tuméfaction et rougeur géné·rale. Tuméfaction très marquée des ligaments aryténo-épiglottiques. Les cordes vocales sont très rouges, mais les bords n'en paraissent pas ulcérés.

Il n'y a jamais eu d'aphonie, mais la voix est très éteinte.

Le malade tousse peu et surtout le matin au lever, pour expulser quelques mucosités. Il a grandi beaucoup, est maigre et pâle.

Le traitement de la gorge a consisté en gargarismes anti-septiques et inh··lations de benjoin et d'eucalyptus. Le traitement général comprenait la suralimentation, l'aéra-tion diurne et nocturne, huile de foie de morue, etc...

Au bout de six mois de ce traitement, le timbre de la voix était plus fort, sans être très clair. L'état général était excellent, les forces revenues. Les soins furent continués pendant plus d'un an, après quoi le jeune homme, ayant été refusé au service militaire pour constitution délicate, put se livrer àla surveillance des cultures paternelles. Cette vie au grand air, qu'il continue à mener, a complété sa guérison, d'après les dernières nouvelles reçues, lesquelles remontent à quelques mois.

## OBSERVATION XII (inédite)

### (D<sup>r</sup> Didier.)

Monsieur B..., vingt ans, des environs de Lyon, est
envoyé à Menton, en 1895, par le docteur Garel, avec le
diagnostic de tuberculose pulmonaire et laryngée. Il n'a
pas d'antécédents héréditaires, présente un état général
parfait, n'a pas maigri, a le teint coloré et ne se préoccu-
perait pas de sa santé si, depuis six mois, il ne souffrait de
la gorge. Au début la voix était simplement voilée. Plus
tard, les sons devinrent rauques, et actuellement, ils s'affai-
blissent de plus en plus, approchant des caractères de la
voix basse. Le malade est navré, car il voudrait suivre la
carrière militaire par un engagement anticipé et on l'a
refusé au conseil de révision.

A l'auscultation, on trouve des craquements secs nombreux dans le tiers supérieur d'un poumon, soit en avant
soit en arrière, mais seulement pendant les secousses de
toux. Du côté opposé, respiration très rude au sommet.

A l'examen du larynx, rougeur intense des deux cordes
vocales avec petites ulcérations des bords. Rien à l'épiglotte.

Le traitement prescrit par le docteur Garel est continué
pendant quatre mois d'hiver. Il consiste en pointes de feu
sur le thorax, tous les quinze jours. Cautérisations du
larynx avec une solution d'acide lactique à 80 %. Traitement
général : huile de foie de morue, suralimentation et suraé-
ration. Douze cautérisations du larynx ont été effectuées.

L'année suivante, 1896-97, le malade revint à Menton,
pendant l'hiver. Son état général est toujours parfait, mais
la voix n'est pas encore limpide. Les cordes vocales sont
très rouges. Les poumons vont bien mieux et l'on n'entend
plus de craquements secs. Pendant quatre mois, six cautérisations à l'acide lactique.

Rentré chez lui, à la campagne, ce jeune homme était complètement guéri à la fin de l'année 1897 et la guérison est restée définitive.


## OBSERVATION XIII (inédite)
### (D<sup>r</sup> Garel.)

Sœur Sainte G..., vient consulter M. Garel, le 16 novembre 1888, pour une aphonie presque complète.

Elle a eu une hémoptysie, cependant elle engraisse un peu actuellement, et ne présente pas de fièvre.

Il y a de l'induration du poumon droit.

A l'examen laryngoscopique, rougeur des deux cordes vocales, et ulcération de la corde gauche à la partie postérieure.

Traitement : pointes de feu sur la poitrine, pulvérisations laryngées, alimentation.

La malade, après avoir passé son hiver dans le Midi, revient en avril 1889, présentant de l'œdème de l'aryténoïde gauche et des lésions plus marquées de la corde vocale du même côté. Craquements aux sommets du poumon.

Elle est cette fois traitée par des badigeonnages très espacés.

Sous l'influence du traitement général sévèrement institué, et du traitement local indiqué plus haut, le larynx guérit complètement. Pendant longtemps elle conserve des lésions pulmonaires qui cédèrent à la fin.


Il nous a été possible de retrouver cette malade et, sur nos instances, elle a bien voulu nous donner par écrit une relation de sa maladie, de sa guérison et de son état actuel.

Nous ne pouvons résister au désir de mettre sous

les yeux du lecteur cette intéressante communication si instructive à plus d'un point. Voici *textuellement rapporté* le passage le plus saillant : « Je me crois incapable de vous envoyer une relation intéressante, j'avais une si aveugle confiance dans les moyens qu'employait M. Garel et je me trouvais si bien du traitement suivi que j'ignorais même le nom du mal dont il me guérissait. Je voudrais, Monsieur, pouvoir vous dire ce que j'ai souffert avant d'employer ce traitement qui en quelques mois m'a rendu la voix qui avait complètement disparu depuis un an et c'était le moindre de mes maux ; ulcérations et enflure de la langue, quintes de toux pendant la nuit, suffocations, etc.

« Depuis onze ans je n'ai pas eu besoin de voir le médecin, je puis vaquer à mes occupations je récite le saint office qui se psalmodie chaque jour à haute voix et qui ne dure pas moins d'une heure et demie et bien souvent ma voix domine les autres. »

Pareille déclaration se passe de commentaires ; elle vient préciser et donner plus de relief à l'observation dont les éléments principaux seuls, étant donné le long espace de temps écoulé depuis, ont pu être mis au point. Ici comme dans l'observation II, si typique, la restitution fonctionnelle a été complète.

### OBSERVATION XIV (inédite)
#### (D<sup>r</sup> Didier.)

En juin 1898, nous est envoyé à Allevard, par notre confrère et ami regretté le docteur François de Montpellier, une malade de quarante-quatre, Mme X..., mère de plusieurs enfants bien portants. Elle s'est toujours bien portée jusqu'à l'âge de trente-deux ans. A cette époque, rougeole grave avec complications broncho-pulmonaires. C'est depuis que sa santé est devenue délicate et qu'elle a présenté des accidents de tuberculose à marche lente. A fréquemment des hémoptysies, tousse été comme hiver, expectore surtout le matin. Depuis six mois, elle présente des accidents laryngés et l'extinction de voix est complète. Elle a déjà fait plusieurs saisons à Luchon, mais, à cause de l'infiltration aryténoïdienne, craignant l'effet congestif des eaux chaudes, son médecin me l'adresse à Allevard.

La malade est aphone, pâle, très amaigrie. Elle ne paraît pas se tourmenter de son mauvais état général. Ce qui la préoccupe, c'est cette aphonie qui ne cesse pas depuis six mois.

A l'auscultation, submatité des deux sommets, respiration très rude et soufflante au sommet gauche sans râles. Rien au cœur.

A l'examen du larynx, infiltration pâle de tout le larynx et surtout de la région aryténoïdienne. Les cordes vocales ne présentent pas d'ulcération, ni de signes de paralysie. Elles se rapprochent assez bien dans la phonation sans émettre de sons.

Après trois semaines de traitement, l'état général est meilleur, l'appétit revenu, la malade a engraissé. Elle est désolée de rester toujours sans voix. Trouvant le larynx en meilleur état, je la garde une semaine de plus et nous avons la satisfaction de la voir partir émettant déjà quelques sons élevés, certaines voyelles et certains mots sortent avec bruit. Une semaine après son retour en famille, elle parlait très librement et sans fatigue, au grand ébahissement de son entourage qui n'était plus habitué à l'entendre.

L'année suivante, en 1899. Mme X... revient à Allevard, et me raconte qu'elle a passé un excellent hiver, bien meilleur que les précédents. Elle a encore eu deux hémoptysies, la première en septembre, et la seconde en juin, au retour d'un voyage pénible. A ce moment survint une poussée congestive de bronchite et un peu d'enrouement qui dura peu. Elle se trouve très heureuse de converser avec les baigneurs de son hôtel qui la voyaient silencieuse l'an dernier.

A l'auscultation, les signes n'ont pas varié, la respiration est rude et soufflante au sommet gauche, sans râles.

Rien au cœur. Aucun signe de rétrécissement mitral. Pouls 68. Respiration 18.

Le larynx est pâle, mais sans œdème ni infiltration.

A l'auscultation, je trouve toujours la rspiration très rude et soufflante au sommet gauche (véritable souffle de sclérose). Pas de râles. Au cœur, souffle systolique, à la base probablement souffle anémique.

En 1901, revient avec une lettre de son docteur qui nous annonce qu'il y a eu dans le courant de l'année, plusieurs poussées congestives du poumon droit, avec pleurodynie. fièvre, toux et expectoration plus abondante. Il y eut plusieurs hémoptysies c incidant généralement avec la fin des règles. Au moment de ces poussées, la malade présente plusieurs fois de l'enrouement, mais la laryngite avec aphonie n'a pas reparu.

A l'auscultation, outre les signes de sclérose ancienne du sommet gauche, je trouve de la rudesse expiratoire sans craquements au sommet droit et quelques sibilances à la base droite.

Rien de spécial au larynx.

En 1902, j'ai revu la malade qui est à la période de la ménopause. Menstruation très irrégulière. Les lésions du sommet droit ont de la tendance à s'ulcérer et dans la toux on perçoit quelques craquements à timbre humide.

Le larynx et la voix sont toujours en bon état. Il est à souhaiter que le sommet droit se cicatrise comme le sommet gauche, après la ménopause qui a réveillé cette tuberculose endormie. En tout cas, la laryngite est bien guérie depuis cinq ans.

## OBSERVATION XV (inédite)
### (Dʳ Bernoud.)

En 1898, G... D... se plaignait simplement d'un enrouement persistant et n'y attachait du reste qu'une médiocre importance, ayant eu fréquemment des enrouements semblables parce qu'il fumait beaucoup et vivait dans une atmosphère de café.

Le diagnostic reste un peu indécis quoique l'auscultation révèle quelques petits craquements. Le larynx, en effet, ne présentait que de la rougeur des cordes vocales. Un traitement fut institué avec quelques badigeonnages.

Mais au bout d'un certain temps, les cordes vocales tendent à s'ulcérer, les bandes ventriculaires se gonflent et l'une d'elles s'ulcère. L'aphonie devient presque totale.

Devant la rapidité des lésions et n'ayant plus aucun doute sur la nature de la maladie, on porte un pronostic très défavorable et on adresse le malade à M. Garel pour couvrir la responsabilité. M. Garel envoie le malade à Wissembourg où il resta plusieurs mois. A son retour, pendant plusieurs mois, trois cautérisations par semaine à l'acide lactique, les phénomènes cèdent petit à petit, les lésions pulmonaires n'ayant pas progressé et je perds le malade de vue, avant sa complète guérison.

Une année après, j'apprends que son frère est mort de tuberculose pulmonaire et laryngée, mais que lui va tout à fait bien et a une voix normale.

Le malade est examiné ces derniers jours : il est inquiet parce qu'il a pris froid et qu'il a eu quelques crachats sanglants, il est un peu enroué, mais il déclare que sa voix est nette habituellement et du reste l'examen de son larynx ne révèle absolument rien d'anormal. Il n'y a donc pas eu de récidive depuis trois ans.

### OBSERVATION XVI (inédite)

(D<sup>r</sup> Didier.)

*Tuberculose pulmonaire et laryngée*

M. D..., de l'**Ardèche**, est envoyé à Allevard, en 1890, par mon confrère le docteur R. Chabannes de Vals, avec le diagnostic de tuberculose pulmonaire et laryngée. Jeune homme de vingt-deux ans, dont un grand-oncle est mort tuberculeux dans la maison qu'il habite; la mère est morte également de la poitrine. Il a des frères bien portants. A été ajourné au conseil de révision. Malade depuis cinq mois, a eu, presque dès le début, de l'enrouement qui, depuis deux mois est devenu de l'aphonie complète.

Arrivé à Allevard plein d'illusions et convaincu que sa maladie de la gorge est sans importance. Il tousse beaucoup la nuit et le matin, a des sueurs nocturnes. Peu de dyspnée; l'expectoration est assez abondante. La déglutition est indolore, mais l'aphonie complète.

A l'auscultation, submatité et craquements dans le tiers supérieur du poumon droit en avant et en arrière. Au sommet gauche, diminution du murmure vésiculaire. Rien au cœur.

Déviation de la luette à droite. Amygdales volumineuses. Rien à l'épiglotte. Cartilages aryténoïdes très infiltrés et œdèmatiés, de même que les bandes ventriculaires et la commissure interaryténoïdienne.

Les deux cordes vocales sont ulcérées : dans la moitié postérieure de leur longueur, déchirures dentelées.

Outre le traitement sulfureux pour l'état général et local, je fais des cautérisations du larynx à l'acide lactique et des injections intra-laryngées d'huile mentholée.

Après quinze jours de traitement, l'infiltration générale du larynx a beaucoup diminué; les bords des cordes paraissent se cicatriser, mais la fente glottique ne se ferme pas encore complètement et la voix reste basse et chuchotée. Ce n'est qu'un mois après son départ d'Allevard que le malade a pu émettre des sons élevés et parler fort, à la grande surprise des siens.

Je le revois à Menton dans le courant de l'hiver qui suit et le trouve en bonne voix de guérison. Il habitait Nice.

En juillet 1891, il revient à Allevard faire une cure. La voix est forte, à timbre rude. Le malade est tout heureux de crier pour montrer aux gens de l'hôtel qu'il n'est pas aphone comme l'année précédente. L'état général est parfait. M. D... a engraissé, il n'expectore plus et la toux est à peu près nulle.

Il n'y a plus d'infiltration mais une rougeur diffuse du larynx. Les cordes vocales sont rouges avec cicatrices rougeâtres vers leur insertion aryténoïdienne.

Le sommet du poumon droit est cicatrisé, on y trouve un léger degré de submatité. La respiration est très rude au sommet en arrière. En avant, le murmure vésiculaire est rude, surtout à la fin de l'inspiration. Pas de râles.

Un an après, en juin 1892, je le revois à Allevard. Il habite Lyon où il est fonctionnaire dans une administration où il faut parler beaucoup au public. La voix est toujours forte, mais il se plaint de tousser beaucoup depuis cet hiver. Il n'a pas voulu m'écouter, n'a pas continué à se soigner et a même mené une existence qui ne convient pas même aux jeunes gens bien portants.

L'état général reste bon. Il est gras et a conservé bon appétit, mais il expectore, le matin surtout, de gros crachats jaunes, purulents, dans lesquels il remarque quelques filets rouges. Il n'a jamais eu d'hémoptysie.

A l'auscultation, respiration rude et soufflante tout à fait au sommet droit, dans la partie primitivement cicatrisée, mais au-dessous de l'épine de l'omoplate à l'angle interne, il y a un gros foyer de craquements.

A gauche, respiration rude au sommet avec quelques sibilances disséminées dans la hauteur.

Quand il part, trois semaines après, les phénomènes bronchitiques se sont amendés, l'expectoration a beaucoup diminué et le foyer de craquements est moins étendu.

Le larynx ne présente rien d'anormal, sauf un peu de rougeur.

Je suis resté cinq ans sans voir M. D...

En juin 1897, il revient à Allevard. Il me raconte que jusqu'à l'an dernier, sa santé s'est maintenue satisfaisante. Il a continué ses fonctions dans des postes différents; il est même allé trois années en Algérie. Les deux premières années ont été bien supportées mais, depuis un an, il tousse beaucoup et a maigri de 12 kilogs. Il a le facies cachectique d'un tuberculeux avancé, pâleur des téguments joues creuses. Il parle avec dyspnée. 24 respirations. Matité en avant et en arrière du côté droit. Gros craquements humides et sibilances dans toute la hauteur. A gauche, respiration complémentaire sans râles.

Tachycardie, 108 pulsations à la minute. Quelque irégularité cardiaque sans souffle.

A partir de cette époque, le malade a présenté des périodes d'amélioration et d'aggravation successives. Il mourut un peu plus d'un an après, de consomption tuberculeuse. Il avait trente ans. Le confrère qui l'a soigné à ses derniers moments m'écrit : « Il est mort uniquement de consomption tuberculeuse, sans aucun signe de laryngite. Pas trace d'aphonie, ni de dysphagie, ni de douleur laryngée quelconque. »

La laryngite tuberculeuse était donc bien guérie depuis huit ans.

## OBSERVATION XVII (inédite)

(D<sup>r</sup> BERNOUD.)

*Tuberculose pulmonaire. Laryngite tuberculeuse grave.*

C... F..., vingt-quatre ans.

Rien dans les antécédents héréditaires ni personnels.

Excellente santé antérieure. Un peu de tendance à l'obésité.

En 1898, le jeune homme est pris dans le service militaire et c'est trois mois après son incorporation qu'apparaissent les premiers  symptômes de la maladie qui débute après un refroidissement par une toux fréquente et plus particulièrement par un enrouement persistant, s'accompagnant bientôt d'une dysphagie intense nettement localisée au larynx. Le malade entre à l'infirmerie où on lui ordonne, du reste sans succès, des gargarismes divers. Le mal augmentant et la déglutition devenant impossible, il est renvoyé dans ses foyers à Lyon.

A ce moment, il présente un état général profondément modifié; amaigrissement, perte de forces, teint jaune, etc..

La toux persiste et il existe, aux deux sommets, des craquements secs, assez limités mais très nets.

Au larynx, l'enrouement persiste, la voix est même de temps en temps presque complètement éteinte. La dysphagie est des plus vives.

L'examen laryngoscopique, confirmé par M. Garel appelé en consultation, révèle de l'œdème de toute l'épiglotte avec, en voie d'évolution, une ulcération du bord supérieur, les cordes vocales sont rouges et tuméfiées, mais non ulcérées.

Outre le traitement général et les insufflations d'orthoforme et de diodoforme, on institue des badigeonnages à l'acide lactique, lesquels sont continués pendant environ deux mois: un tous les deux jours.

Le malade est courageux et s'alimente malgré la douleur. Il se produit bientôt, tant au point de vue de l'état général que de l'état local, une amélioration qui persiste et va progressant. Au bout de ces deux mois de traitement, l'œdème du larynx a disparu; à l'épiglotte, plus d'ulcération qui est remplacée par une perte de substance occupant la partie supérieure gauche et atteignant les dimensions d'une pièce de 50 centimes. Il persiste seulement un peu de rougeur des cordes.

Le malade est revu cette année, au mois d'août. La guérison s'est maintenue. On constate aux poumons des signes
vagues de bacillose éteinte. Au larynx, il présente la
perte de substance signalée plus haut; la voix est restée
légèrement voilée; la dysphagie n'a reparu à aucun moment.


### OBSERVATION XIII (inédite)
(Due à l'obligeance du D<sup>r</sup> CHAPUIS, de Vienne,)

J..., trente-deux ans, marchand de vins.

Un peu d'éthylisme professionnel mais modéré. Pas de
syphilis.

Tousse depuis au moins deux ans, en toute saison; a eu
même de petites hémoptysies. Depuis douze à quinze mois,
voix très enrouée qu'une petite toux laryngée essaie sans
cesse de rectifier. Un peu de douleur à la déglutition mais
très irrégulière et intermittente. Il semble que cette légère
dysphagie qui est laryngée, se produise surtout à propos
des coups de froid auxquels le malade est fréquemment
exposé, car il passe une partie de la journée dans sa cave
ou sur son camion.

Quand je le vois pour la première fois, 12 avril 1902,
il a une poussée aiguë de laryngite et de bronchite; le sommet droit est nettement tuberculeux. Ce côté de la poitrine paraît avoir été atteint autrefois de pleurésie, car il
est aplati fortement se développe mal dans l'inspiration.
Le murmure vésiculaire est très insuffisant partout. Dans
le tiers supérieur il existe des râles éclatants, secs, fixes,
dans une région submate. Amaigrissement considérable
depuis quelques mois ; diminution de l'appétit et des forces
sueurs nocturnes; anémie très accusée.

Ce jour-là, je ne puis pratiquer l'examen laryngoscopique.

Traitement : vin iodo-tannique; arrhénal ; inhalations

chaudes par la bouche; repos à la maison; diététique habituelle.

Le 30 avril, deuxième visite; examen laryngoscopique : la région interaryténoïdienne est à peine touchée, très léger œdème; les cordes vocales supérieures sont beaucoup plus infiltrées, épaissies, rougeâtres; les cordes vocales inférieures, fermant mal la glotte, présentent sur leur longueur des ulcérations irrégulières en dents de scie.

Continuation du traitement.

Le 3 juin, malade très amélioré comme état général et comme état local. Au sommet droit, il y a toujours insuffisance respiratoire, mais disparition de la très grande majorité des râles; sonorité meilleure.

Du côté du larynx : les cordes sont plus larges, plus blanches, l'infiltration des régions voisines est très minime; la voix est toujours enrouée, mais elle est bien mieux timbrée, bien plus forte.

Le malade a augmenté de 3 kilos, il a bon appétit. Bon sommeil, plus de sueurs nocturnes, à peine quelques secousses de toux le matin. Il fait son travail sans trop de peine.

Le 12 décembre, je vais aux nouvelles. Malheureusement le malade n'est pas chez lui, et je ne puis pratiquer l'examen laryngoscopique. Sa femme m'affirme qu'il est très frais de visage, qu'il est plus fort que jamais et qu'il a encore engraissé. La voix s'est encore renforcée, il n'a aucune peine à se faire entendre à distance; il commande à ses chevaux à voix forte dans la rue, ce qui était absolument impossible lors de la première visite.

En somme l'état actuel peut être considéré comme une guérison véritable des lésions laryngées. Dans mes visites je rencontre souvent le malade sur le siège de sa voiture; il me salue à haute voix, et il n'a vraiment pas l'air d'avoir besoin de mes services.

En feuilletant un jour le registre d'observations, nous ne fûmes pas peu surpris d'y trouver la lettre suivante, adressée à l'interne : « Je vous recommande spécialement M. D..., qui intéressera, je crois, vivement M. Garel et ses élèves en ce qu'il vous présentera un larynx complètement guéri d'une laryngite tuberculeuse très aiguë et très avancée. Resté trois mois à la clinique, il est revenu ensuite à Vienne où je lui ai continué jusqu'à ce jour le traitement local habituel et le traitement général. Toutefois ce dernier n'a pu être fait bien sérieusement, ce pauvre homme manquant absolument de ressources. C'est en raison de ce dénuement que je viens vous prier de vouloir bien l'admettre à la clinique où il trouverait les soins généraux dont il manque tout à fait chez lui. Vous rendriez à cet homme, susceptible, je crois, de guérir ses lésions pulmonaires comme il a guéri ses lésions laryngées, un inappréciable service. »

M. le Dr Chapuis, à qui nous nous sommes adressé pour des renseignements complémentaires, a bien voulu nous adresser l'intéressante observation qui suit :

OBSERVATION XIX (inédite)

(Dr CHAPUIS.)

Je le vois pour la première fois en avril 1897. Il avait précédemment été traité à la clinique de M. Garel, pour des lésions laryngées graves.

Du 1er août 1897 au 19 septembre de la même année, j'ai vu le malade très irrégulièrement : une fois par semaine, et ai fait sur les lésions laryngées, améliorées mais inc¬m-plètement guéries, un badigeonnage avec la solution d'acide lactique, soit huit pansements, puis quatre autres plus espacés : 4 octobre, 18 octobre, 10 novembre, 16 décembre, au total 12 pansements laryngés. Je les ai cessés à partir de cette époque, me trouvant satisfait des résultats obtenus, et estimant, dès cette date, que nous arriverions spontanément, avec la reprise de l'appétit, des forces, etc., à une guérison radicale du larynx.

A la date de ma dernière visite, décembre 1897, les lésions pulmonaires étaient loin d'être guéries; je trouvais encore beaucoup de signes au sommet droit, et des frottements-râles sur toute l'étendue du poumon gauche. Mais l'état général s'était complètement transformé. Le 18 juin 1898, après un nouvel examen très attentif, je n'eus aucun scrupule à lui délivrer un certificat de guérison (de la laryngite), pour lui faciliter l'admission dans la Régie, comme employé d'octroi. L'entrée de cette administration lui était refusée par le directeur des contributions indirectes de Vienne, simplement à cause de la dysphonie persistante que le directeur en question devait interpréter dans un mauvais sens. Grâce à mon certificat, D... qui, absolument dénué de ressources, désirait vivement un poste fixe, même peu salarié, devint employé d'octroi, et ceci dans des c¬nditions d'hygiène épouvantables : service de nuit en plein janvier, dans une cabine située à l'entrée d'un pont du Rhône.

Je l'ai revu souvent pendant deux ans et demi, et chaque fois, il me vantait sa voix redevenue sonore, bien qu'enrouée, et son embonpoint.

Il est mort en octobre 1900, mais mort guéri de sa laryngite tuberculeuse. Je ne l'ai du reste pas soigné à cette période ultime de sa vie, mais j'ai pu savoir qu'il est mort victime de sa passion pour l'alcool.

## OBSERVATION XX (inédite)

(D<sup>r</sup> GAREL.)

Premier examen, 16 décembre 1882

Madame M.... Granulations du pharynx, raucité de la voix.

L'examen laryngoscopique révèle une saillie végétante au milieu de la commissure postérieure; les deux cordes vocales présentent, à la partie moyenne, une ulcération du bord libre.

La toux est fréquente par chatouillement laryngé.

Aux poumons, obscurité respiratoire et craquements fins sous la clavicule gauche, et en arrière, dans les deux tiers du poumon gauche.

Il y a un an, la malade a eu, du côté du ventre, des accidents traités par des vésicatoires et semblant, d'après le dire de la malade, se rapporter à une péritonite tuberculeuse.

Traitement général : pointes de feu sur la poitrine, et badigeonnages du larynx.

Le 8 juin 1883, un an environ après le début de la maladie, les poumons sont en meilleur état et la malade a un peu engraissé. Le larynx seul n'est pas amélioré très sensiblement, et les ulcérations des cordes vocales sont aussi accusées.

Cependant petit à petit, sous l'influence du traitement local et général, les lésions disparurent et, dans le courant de 1884, la malade était complètement guérie. Cette guérison s'est maintenue et actuellement la malade est vivante et fort bien portante.

Ici la guérison date de dix-huit ans.

## OBSERVATION XXI (inédite)
### (D<sup>r</sup> Garel.)

Le 4 mai 1885, M. R... vient consulter M. Garel. Il a déjà été soigné par Schmidt qui lui faisait des insufflations d'acide borique. Il présente une induration du sommet droit, expiration prolongée, sans râles. A ce moment, il venait de Saint Remo où il avait passé l'hiver. Sa corde vocale droite était infiltrée dans toute son étendue. Le malade pria M. Garel de vouloir bien lui continuer le traitement à l'acide borique.

Revu en septembre 1885, il présentait une corde dans un état analogue, un peu de congestion du sommet droit mais moins marquée.

Le 23 décembre l'examen pratiqué permit de constater une amélioration très grande du poumon.

En décembre, il toussa un peu, à la suite d'un refroidissement.

Revint en janvier 1887. Sa corde était légèrement teintée, la voix bien meilleure et l'état général parfait.

Au 4 juin 1888, les cordes vocales étaient normales, un peu sèches seulement, mais à ce moment il présentait un coryza qui avait déterminé un certain degré de pharyngite sèche.

Le 20 janvier 1890, prend l'influenza, vient avec un peu d'enrouement.

Au miroir, épaississement à l'insertion de la corde vocale gauche. Rien aux poumons. Il alla passer l'hiver dans le Midi d'où il revint le larynx complètement guéri. Sa voix n'est pas très nette cependant. A l'heure actuelle, il vit encore, n'a pas eu de récidive de son larynx, et sa guérison remonte à douze ans.

### OBSERVATION XXII (inédite)

#### (D^r GAREL.)

M^lie C... tomba malade en 1887, elle eut une hémoptysie.
A vrai dire, elle toussait depuis trois mois. A partir de ce
moment, la toux augmenta et la voix devint rauque. A trois
reprises également survinrent des hémoptysies.

En 1889, au premier examen local, aryténoïde infiltrée,
surtout du côté gauche où l'on découvre une ulcération au
niveau de l'insertion de la corde, sans dysphagie. Craquements au sommet gauche.

Elle fit une saison à Royat.

Pendant l'année, elle présenta quelques hémoptysies survenant au moment des règles.

Les lésions pulmonaires et laryngées progressent et au
mois d'août, elle était complètement aphone.

Le 19 octobre, on découvre à l'examen une ulcération à
bords bourgeonnants de la partie postérieure du pharynx à
gauche. Des cautérisations énergiques en viennent à bout
en quinze jours. Entre temps, on avait institué le traitement
local par badigeonnages à l'acide lactique. De plus la malade prend de l'huile de foie de morue.

Au 6 novembre, l'ulcération est cicatrisée ; la malade accuse une augmentation de poids de 1 kilogramme.

En mars 1890, l'aphonie qui durait depuis deux ans commence à disparaître, le gonflement aryténoïdien diminue
beaucoup. Le poumon suit la même marche. Dans les onze
derniers mois, elle a pris 6 kilogrammes. A partir de ce moment l'amélioration fut graduellement croissante et aboutit
à la guérison. La malade se maria ; elle vit encore en très
bonne santé.

## OBSERVATION XXIII (inédite)

Dʳ Garel.)

M. D..., pharmacien, trente ans environ. Vient consu'ter le Dʳ Garel. Dans ses antécédents : père et une sœur phtisiques.

Février 1885. — Depuis deux ans, la malade se plaint de présenter des extinctions de voix passagères et depuis deux mois, de la toux par chatouillement, de la raucité de la voix sans expectoration. Quelques signes au poumon gauche. Il accuse du reste une pleurésie six ans auparavant. Au laryngoscope, les cordes vocales ne se rapprochent pas ; les lésions portent surtout sur l'insertion postérieure des cordes, œdème aryténoïdien. Cautérisation à l'acide lactique.

Le malade passe un mois de mars assez bon.

Il va au Mont-Dore et, à son retour, on constate seulement de l'expiration soufflante; pas le moindre râle.

En décembre de la même année, l'œdème aryténoïdien a disparu. Rien aux poumons, état général excellent. Un peu de raucité de la voix.

En 1888, survient du gonflement de la corde supérieure à gauche. Au sommet droit en arrière, souffle avec retentissement de la voix sans râles.

En mai de la même année, la voix devient très altérée par suite de la présence d'un bourgeon débutant dans l'échancrure intercryténoïdienne. Cautérisation à l'acide lactique.

Janvier 1891. Le bourgeon a augmenté beaucoup. M. Garel fait un premier curetage d'Heryng suivi d'une cautérisation à l'acide lactique à 80 p. 100.

Le 9 février, le malade revient se plaignant d'avoir souffert pendant deux jours à la suite du curetage. Mais depuis cinq à six jours il accuse une amélioration marquée. Le bourgeon est moins saillant. Néanmoins il est procédé à un second curetage suivi de cautérisation lactique. Le malade ne souffrit pas après cette seconde intervention, non plus qu'après une troisième.

De plus il fut fait quelques pointes de feu sur l'aryténoïde droite un peu infiltrée.

A partir de ce moment, le malade va de mieux en mieux, sauf une tendance à tousser tous les hivers à cause de son emphysème. Pendant plusieurs années, il prit de la créosote à haute dose. Sa voix était revenue un peu rauque, mais passable. Il vécut quinze ans depuis sa guérison et succomba à la suite d'une poussée congestive sans avoir présenté aucune récidive de son larynx.


## OBSERVATION XXIV

### (Dʳ Garel.)

*(Extrait de son rapport au Congrès de 1893.)*


Il y a quatre ans, nous avons eu l'occasion de traiter un malade qui se présentait à nous avec une cyanose très marquée résultant d'une infiltration considérable de toute la partie supérieure du larynx. Ce malade souffrait en outre d'une dysphagie intense. Nous fûmes obligé, à l'arrivée du malade à l'hôpital, de pratiquer la trachéotomie séance tenante. Ce malade avait des lésions pulmonaires bilatérales, et du côté gauche on constatait de grosses cavernes. La tuberculose était déjà ancienne puisque le malade avait déjà fait plusieurs saisons au Mont-Dore sous la direction de notre distingué collègue Joal. Deux jours après la trachéotomie, la dysphagie avait disparu et l'alimentation devenait plus facile. Le repos du larynx, sous l'influence de la trachéotomie, favorisa la disparition des lésions, la respiration devint rapidement plus ample et, au bout de quelques semaines, on put enlever la canule. Le larynx paraissait guéri, les cordes vocales n'avaient pas encore un écart inspiratoire normal, mais l'espace était amplement suffisant pour assurer la respiration. Bien que cela se soit passé il y a plus de quatre ans, le malade vit encore et vaque à ses ocupations ordinaires. Nous l'avons vu tout dernièrement. Il possède toujours de fort belles cavernes pulmonaires, son larynx est tout à fait cicatrisé bien que nous n'ayons institué ici aucun traitement local. On lui a fait quelques injections intratrachéales d'huile créosotée par la canule mais seulement pendant les quelques semaines qui ont suivi l'opération.

# CHAPITRE III

La tuberculose du larynx peut donc guérir ; elle
guérit même plus fréquemment qu'on ne le croit
communément. Les exemples et les observations qui
précèdent en font foi. Nous avons vu qu'elle peut
guérir spontanément sans qu'aucun traitement soit
intervenu, qu'elle peut guérir d'autre part à la suite
de traitements les plus divers, tellement divers que
l'on serait tenté de croire qu'aussi heureuse issue
s'est produite malgré l'intervention thérapeutique.
Y a-t-il donc une méthode de choix ? Y a-t-il une
ligne de conduite à suivre pour arriver à pareil
résultat ? Avant d'indiquer quelles sont à cet égard
nos préférences il nous a semblé bon de passer une
revue critique rapide des procédés employés à ce
jour.

« Le larynx a, en effet, pour le spécialiste au
moins, cet avantage sur le poumon d'être abordable
non seulement à la vue, mais encore aux instruments.
On conçoit donc que de nombreuses tentatives aient
été opérées pour enrayer cette tuberculose locale (1). »

(1) GAREL : Communication à la Société de laryngologie 1893.

Elles sont en effet nombreuses ces tentatives, et leur nombre même est un indice de leur inefficacité. Il n'est guère en effet de laryngologiste de marque qui n'ait contribué à en allonger la liste. C'est surtout d'Allemagne que nous vient le plus grand nombre de procédés infaillibles, et ce n'est pas le côté le moins curieux de la question de voir chaque méthode appuyée de statistiques de curabilité des plus engageantes. A ce propos il est assez piquant de constater combien de ces auteurs les plus modérés dans leur jugement deviennent les plus enthousiastes quand il s'agit de vanter l'efficacité d'une méthode.

« Sur mille tnberculeux du larynx on observe quelquefois une guérison. » Mais s'agit-il de prouver que telle intervention, telle médication donne d'heureux résultats. aussitôt la statistique intervient avec de très nombreux cas de guérison qui, pour être logiques, nous laisseraient supposer que l'auteur a vu et soigné des milliers et milliers de malades. Bien mieux, en matière de guérison, il faut « être très sceptique sur les constatations cliniques, les constatations anatomiques pouvant seules donner une certitude ». Mais si l'on vient proposer à notre attention une application nouvelle d'un médicament nouveau, aussitôt défile devant nous une longue théorie de malades guéris, se portant bien et vaquant à leurs occupations.

Les choses les plus étranges, du reste, ont été écrites sur le traitement de la tuberculose laryngée et à constater comment certain auteur en comprend le traitement rationnel, on aimerait, pour le malade, voir employer un traitement irrationnel, ou tout au moins, moins rationnel. Il est vrai que ce n'était qu'un essai. Quoi qu'il en soit, localement, ces tentatives peuvent être classées en deux catégories : la méthode médicale et la méthode chirurgicale, celle-ci comprenant toutes les méthodes sanglantes. En dehors de cette dernière, plusieurs moyens se présentent à nous d'agir sur le larynx tuberculeux. Ce sont des inhalations, pulvérisations, insufflations, badigeonnages, cautérisations, pulvérisations, injections sous-muqueuses variées. On peut aussi intervenir directement par le galvano-cautère et l'électrolyse.

Les inhalations sont faites avec des substances liquides ou gazeuses. Elles sont, pour la plupart, à la portée de tout malade. Un simple récipient contenant la solution bouillante, surmontée d'un cornet de papier, suffit le plus souvent. Les diverses substances employées sont : la créosote, l'acide phénique, la teinture d'eucalyptus, de benjoin, le baume du Pérou, la quinoléine tout dernièrement recommandée par M. le professeur Weill, et dont il aurait obtenu de bons résultats dans la toux de la coqueluche. Elle agirait de plus comme antiseptique.

Elles peuvent être utiles contre la toux, la dyspnée et leur emploi semble indiqué surtout dans la laryngite que l'on a appelé laryngite catarrhale des tuberculeux.

Mentionnons encore les courtes séances d'inhalations d'acide carbonique recommandées également par M. Weill.

Les pulvérisations remplissent les mêmes indications ; elles pénètrent cependant moins loin que les inhalations et ont pour but de diriger sur le larynx les liquides médicamenteux antiseptiques, astringents, ou calmants. On peut se servir, pour les faire, soit d'un pulvérisateur ordinaire, comme l'on en trouve à l'étalage de tous les bazards, soit d'un pulvérisateur à vapeur, bien préférable en ce sens qu'il assure la régularité de la température des liquides pulvérisés.

Les insufflations se font à l'aide d'un lance poudre spécial ; nous pourrons faire entrer dans cette même classe le procédé par l'aspiration naturelle, mis en honneur par Leduc. Il consiste en un tube de verre coudé à angle droit à ses deux extrémités pendant que son centre est concave, de 6 millimètres environ de diamètre intérieur et dont une extrémité, repoussant l'épiglotte en avant, vient surplomber le vestibule laryngien, pendant que l'autre, à l'extérieur de la bouche, est placée au-dessus de la surface recouverte de la substance pulvérulente à employer. La poudre, entraînée par le courant d'air aspiré, est répartie d'une façon égale sur le larynx. C'est un procédé très utile en ce sens qu'il est à la portée du malade qui, une fois au courant de sa technique, peut l'employer facilement et sans inconvénients. Les poudres introduites dans la cavité laryngée dans un but thérapeutique sont en nombre considérable. Citons surtout l'iodoforme, le menthol par la méthode de Rosenberg; la morphine et la cocaïne associées à diverses substances telles que l'acide borique, fort employé autrefois par M. Schmidt. Chacune de ces poudres a eu son succès et peut avoir ses indications ; nous voulons cependant insister tout particulièrement, en raison de l'importance que nous lui attribuons dans le traitement du symptôme le plus pénible et le plus dangereux de la phtisie laryngée, la dysphagie, sur un médicament nouveau et dont l'action a été étudiée attentivement par MM. les Drs Garel et Bernoud qui ont consigné leurs observations dans une communication à la Société de médecine de Lyon ; nous voulons parler de l'orthoforme. Sous leur inspiration, M. Ducray, dans une thèse soutenue à Lyon en 1899, a mis la question au point en déterminant l'emploi de cette substance en laryngologie. Nous ne pouvons résister à la tentation de citer ce passage qui, plus éloquemment que nous ne saurions le dire, en fixera l'importance : « Il est une foule de malades atteints de tuberculose laryngée qui meurent, pour ainsi dire, d'inanition, refusant toute alimentation, tant la douleur à la déglutition est difficile. Ils souffrent même dans l'intervalle des repas, au moment d'avaler leur salive et ce tourment perpétuel est un des grands obstacles à leur guérison, car il favorise les progrès des lésions pulmonaires qui le plus souvent accompagnent les lésions laryngées. Et, si le meilleur traitement de la tuberculose est la suralimentation, le meilleur traitement des tuberculoses laryngées douloureuses sera celui qui permettra au malade de manger sans trop de peine. »

Aussi la grande préoccupation des laryngologistes a-t-elle toujours été de trouver un médicament capable de combattre efficacement la dysphagie. On a essayé tour à tour les badigeonnages et insufflations de cocaïne ; badigeonnages de morphine, solutions d'antipyrine et quinine, glycérine phéniquée, injections intra-trachéales d'huile mentholée sans grands résultats. Il semble que l'orthoforme seul ait tenu ses promesses comme le démontrent les très intéressantes observations citées à l'appui de ce travail. Il ne faut pas trop lui demander cependant ; ce n'est pas un remède spécifique. « C'est avant tout un médicament symptomatique destiné à combattre la dysphagie. » Il a encore un grand avantage en ce sens que l'on peut « l'associer aux médicaments qui, à tort ou à raison, sont considérés comme ayant une action efficace sur la cicatrisation des ulcérations tuberculeuses, tels que l'acide borique, l'iodoforme, l'iodol, le diiodoforme·

Rien n'empêche d'ailleurs de continuer, sur le larynx en traitement, les badigeonnages à l'acide lactique, les pointes de feu, etc. C'est, comme on le voit, une substance précieuse ; son association à la poudre de diiodoforme par parties égales, souvent prescrite dans le service, est un moyen de traitement d'une grande efficacité dans beaucoup de cas graves. Le diiodoforme a sur l'iodoforme l'avantage de ne pas dégoûter le malade ; il a au point de vue de la cicatrisation des ulcérations un pouvoir au moins égal ; d'autre part l'orthoforme ayant une action calmante très efficace contre la dysphagie, on voit tout le parti que l'on peut tirer d'un pareil remède très à la portée du malade, par l'usage des tubes de Leduc, en l'absence même du praticien.

Pourquoi faut-il que l'appât du gain ait tenté quelques fabricants qui livrent au commerce un produit moins cher en vérité mais en revanche, d'une action à peu près nulle, et dans tous les cas, bien inférieure à celle du premier produit ? Aussi faut-il examiner soigneusement l'orthoforme employé. Certains caractères physiques, tels que la couleur, plus accusée et plus nette pour le premier produit, permettent de faire cette différence qui existe d'ailleurs au point de vue chimique.

Le badigeonnage est aussi une méthode utile, quoiqu'il ait contre lui de ne pouvoir se faire d'une façon courante et d'exiger l'intervention d'un thérapeute rompu à cette pratique, plus difficile qu'on ne saurait le croire au premier abord. Les porte-tampons en usage sont trop connus pour être l'objet d'une description quelconque. Par leur intermédiaire on peut porter, *loco dolenti*, soit des calmants, comme la morphine, la cocaïne ou ces deux substances associées, le menthol, l'orthoforme, etc., quoique cependant cette façon de procéder soit un palliatif bien moins puissant que les insufflations dont nous venons de parler. La grande indication est de servir à l'anesthésie locale avant une intervention qui peut être douloureuse, par exemple l'application d'un caustique tel que l'acide lactique.

Les solutions, émulsions, huiles, etc., modificatrices ont dans le badigeonnage un excellent moyen d'être appliquées.

C'est ainsi qu'on applique le chlorure de zinc, l'iodoforme en émulsion, l'iodol, etc., et surtout l'acide lactique. « A la suite des tentatives de Mosetig sur le lupus, Krause et Heryng ont varié l'application de ce caustique sur le larynx tuberculeux. C'est pour nous le meilleur modificateur que nous possédions jusqu'ici pour les ulcérations tuberculeuses du larynx ; mais il ne doit être appliqué qu'après un badigeonnage énergique à la cocaïne. » (Garel.) Certains auteurs exigent que l'on gradue progressivement le titre de la solution, commençant par 10 p. 100 pour aller jusqu'à 70, 80 et même 100 p. 100 ; d'autres conseillent d'éviter les solutions plus concentrées qu'à 50 p. 100 comme n'étant pas plus actives et pouvant d'ailleurs présenter des inconvénients (Lauenbourg). A la consultation de l'Hôtel-Dieu, la solution unique est à 80 p. 100 et sert à tous les malades, à quelque moment du traitement qu'ils soient, sans qu'on ait pu trouver à cette manière de faire la plus petite matière à reproche. Quoi qu'il en soit, cet agent semble mériter jusqu'à un certain point les louanges que lui décernent les auteurs allemands et en particulier Heryng, Krause, Schnitzler, Schrœtter de Vienne, qui convient que « par le traitraitement par l'acide lactique, toute une série de cicatrisations d'ulcérations tuberculeuses étaient obtenues à des périodes et dans les formes les plus variées. Même dans les cas les plus graves qui étaient liés à des destructions colossales du larynx ou à de grandes infiltrations, et où la trachéotomie paraissait inévitable, ce résultat était constaté ».

Il est certain que nombre d'ulcérations surtout sont amendées favorablement par l'emploi de ces cautérisations à l'acide lactique, et s'acheminent vers la guérison. Cette dernière est-elle due à l'action du caustique lui-même, ou bien à ce que le traitement nécessitant la visite fréquente du malade, ce dernier se trouve plus en contact avec le médecin, plus à même, par conséquent, de faire suivre une méthode thérapeutique complète ? Il n'est guère possible de le dire. Ce qui est à retenir, c'est que ce moyen de traitement est, pour le plus grand nombre de malades, en dehors de l'hôpital, difficile à suivre en raison des déplacement fréquents (car il faut bien compter trois cautérisations par semaine) et des conditions onéreuses de ces déplacements.

Seifert et beaucoup d'auteurs allemands préconisent beaucoup l'iodol en badigeonnages ou encore l'émulsion d'iodoforme, ce dernier agent outre l'inconvénient de son odeur désagréable, causerait souvent de l'anorexie. De même la créosote employée par le D<sup>r</sup> Cadier de Paris et qui aurait encore le désavantage de produire une assez forte sensation de brûlure.

Les injections intralaryngées ont été surtout vulgarisées par M. Gouguenheim.

La méthode la plus connue est celle de Rosenberg qui consiste à injecter dans le larynx une solution de menthol dans l'huile d'olive à 20 p. 100 ; ce serait d'après l'auteur un bon modificateur des ulcérations tuberculeuses ; nous pensons que son action est plus restreinte et s'adresse surtout à la douleur de la dysphagie qu'elle peut combattre efficacement.

Quant aux injections intra-trachéales, elles s'adressent surtout aux poumons. M. Garel, dans quelques cas, aurait obtenu, au point de vue pulmonaire, dans des lésions au début, de bons résultats d'injections inta-trachéales d'huile créosotée à 5 p. 100. Ce qu'il y a de remarquable dans l'emploi de ce remède, c'est la tolérance présentée par les malades à l'égard de l'injection.

Le détail complet des observations concernant une pareille méthode, essayée dès 1888 dans le service de M. le D<sup>r</sup> Garel, a été consigné dans un travail publié par M. Dor, alors interne, paru dans la *Revue de médecine* en 1889. Aussi paraît-il assez étonnant que deux auteurs comme Mendel et Bothey aient, dans la suite, ressuscité à leur profit un procédé qui, loin d'être nouveau, avait été contrôlé et modifié dans les conditions que nous venons de dire.

Nous serons bref sur les injections sous-muqueuses préconisées par Heryng et pratiquées au moyen de la seringue de Beehag, que, par leur emploi, on veuille modifier les lésions, ou bien qu'elles servent à combattre un symptôme douloureux. Dans le premier cas, Heryng s'est servi d'acide lactique, mais c'est un procédé douloureux et suivi bientôt d'une vive réaction inflammatoire.

Dans ce même ordre d'idées, M. le D<sup>r</sup> Castex de Paris a employé des injections interstitielles de chlorure de zinc à 5 p. 100 dans la lésion malade. « Il n'y a pas eu de réaction inflammatoire trop forte, ni d'accidents d'œdème aigu de la glotte, dit-il, et les patients n'ont pas accusé de douleur vive après ces injections. En somme les résultats que j'ai obtenus sont encourageants et m'incitent à poursuive ces essais. » Le fait seul de cette constatation :« il n'y a pas eu de douleur, ni d'œdème aigu de la glotte » montre avec quelle crainte l'auteur a dû aborder ce traitement. Nous ne savons pas si, dans la suite, il a donné de bons résultats, mais il nous semble difficile au praticien de surmonter de gaieté de cœur pareille appréhension.

Quant aux secondes indications, elles ont été remplies par des injections sous-muqueuses de morphine, de cocaïne surtout. Nous ne nous appesantirons pas là-dessus, étant donnés d'une part la difficulté du procédé, d'autre part les inconvénients inhérents à sa répétition. D'ailleurs nous estimons avoir sous la main un moyen de beaucoup supérieur dans l'emploi de l'orthoforme, ainsi que nous en avons fait mention.

Pour combattre l'infiltration, la limiter, au besoin pour atténuer et faire disparaître la dysphagie, on peut employer les pointes de feu ; elles sont faites avec un cautère laryngien de courbure appropriée qui permet par le moyen du rhéostat et du bouton de contact de régler l'intensité et la durée. « Cette cautérisation est mieux tolérée par les tuberculeux que la cautérisation chimique. » (Gouguenheim.) La diminution des tuméfactions énormes qui produisent ce qu'Isambert a dénommé d'une façon pittoresque le phimosis, le paraphimosis de la glotte se produit assez rapidement après quelques pointes de galvanocautère. « La douleur opératoire est à peu près nulle et on n'a pas même besoin de cocaïniser la région avant de cautériser. Il n'en est pas de même après l'opération, car il se produit une légère réaction

inflammatoire qui dure douze à vingt-quatre heures.
Cette période inflammatoire fait place au calme et au
soulagement de tous les symptômes pendant plusieurs
jours. Cet effet prolongé s'explique très facilement,
car en faisant l'examen laryngoscopique, on constate
que la tuméfaction a beaucoup diminué après cautérisation. On peut répéter les cautérisations tous les
quatre ou cinq jours jusqu'à ce que les parties tuméfiées aient à peu près repris leur volume normal (1). »

L'électrolyse indiquée dans les mêmes cas produit
des effets identiques; cependant elle est moins facile
à appliquer que la précédente méthode et de plus
exige un outillage bien spécial.

Après ce rapide aperçu sur les principaux modes
d'action médicaux employés dans la tuberculose
laryngée, nous allons passer rapidement en revue
les moyens chirurgicaux.

C'est à Schmidt que revient le mérite d'avoir
ouvert la voie aux procédés opératoires.

Pendant longtemps avait prévalu ce précepte :
« Un larynx tuberculeux ne doit pas être excité. » On
craignait les hémorragies, l'aggravation de la dysphagie, de plus, en l'absence d'anesthésique local,
il fallait à l'opérateur une très grande habileté et un
malade docile. La cocaïne, en supprimant la douleur,
vint encourager les interventions. « Dans les cas de
fort gonflement de l'épiglotte ou de la paroi postérieure du larynx qui produisait une grande dysphagie,
M. Schmidt a recommandé de pratiquer largement et

(1) DIDIER : th. de Lyon, *loc. cit.*

énergiquement des incisions dans les parties infiltrées ou de sectionner la partie postérieure de l'organe avec un instrument de son invention. Il ne voyait qu'un désavantage à cette méthode, c'est que les incisions guérissaient trop vite (1). » Il semble que cette façon de procéder puisse être utile dans le cas d'infiltration étendue et de gonflement considérable cependant on ne peut s'empêcher d'être assailli d'une certaine appréhension, quand un peu plus loin Heryng « conseille, avant de commencer ces manipulations, de tenir toujours prêts les instruments nécessaires à la trachéotomie ». Des instruments spéciaux, dont les modèles sont nombreux, ont été construits à cette intention.

Une intervention analogue consiste dans le curetage des ulcérations tuberculeuses qui a trouvé dans Krause et Heryng de chauds défenseurs. « C'est, dit Krause, une intervention énergique qui donne de bons résultats lorsqu'on l'associe à l'acide lactique. » Quant à Heryng : « L'examen approfondi montre que le curetage est indiqué aussi bien dans les ulcérations hypertrophiques que dans les infiltrations tuberculeuses passant déjà au ramollissement ; il l'est également dans la combinaison de ces deux états.

« J'ai obtenu les meilleurs résultats dans les ulcérations et les infiltrations des cordes supérieures qui se présentent sous la forme de proéminences hémisphériques ». En vue de ces curetages, Heryng a fait

_____________

(1) Heryng : *loc. cit.*

construire toute une série de couteaux, curettes, pinces coupantes.

Nous ne partageons pas son enthousiasme pour l'intervention, car le traitement chirurgical n'est pas inoffensif et peut ouvrir la voie à l'infection, dans une région aussi difficile à aseptiser ou maintenir aseptique, et nous ne saurions oublier l'exemple souvent cité par notre maître M. Garel. Il s'agissait d'une femme, il est vrai en très mauvais état par suite de lésions tuberculeuses avancées des poumons et du larynx ; un assez gros bourgeon empêchait l'affrontement des cordes vocales et par là même rendait la malade aphone. M. Garel se crut autorisé à enlever ce bourgeon et à l'intervention, laquelle amenait la mort de la malade par infection en huit jours. De plus il faut toujours compter avec les récidives.

Dans la voie chirurgicale, certains auteurs ont été jusqu'à la trachéotomie, Schmidt entre autres. Le repos de l'organe favoriserait la disparition des lésions. Outre, que chez les tuberculeux, c'est une opération grave, formellement contre-indiquée si les lésions pulmonaires sont étendues, il semble difficile de faire accepter au malade pareil traitement pour mettre son larynx au repos. Cependant l'asphyxie imminente, par suite de l'étendue des infiltrations par exemple, peut rendre nécessaire pareille intervention. A cet égard, je rappellerai l'observation XXIV où l'on voit que la trachéotomie a non seulement joué le rôle d'opération palliative, mais même jusqu'à un certain point d'opération curative.

Tels sont donc les moyens que nous avons, au point de vue local, d'agir sur un larynx tuberculeux. Auquel nous adresserons-nous et nous contenterons-nous de l'employer exclusivement ? Si l'on s'en rapporte à ce que nous avons dit dans le chapitre premier au point de vue du pronostic, la réponse sera facile. En effet de même que pour poser notre diagnostic, pour arriver à établir un pronostic, il nous a fallu non seulement examiner avec soin l'état local, mais encore l'état général, de même pour le traitement, devons-nous nous adresser à l'état général. « Nous devons être bien prévenus que le traitement local de la tuberculose laryngée ne tire nullement sa valeur de lui-même, mais bien du malade sur lequel on l'applique », dit M. Garel. Efforçons-nous donc de rendre un terrain plus résistant à l'envahissement du processus, un terrain infertile à l'accroissement des lésions, à leur généralisation et à ce point de vue, le traitement local doit céder le pas au traitement général. C'est de lui surtout, secondé d'ailleurs par un état général enfin favorable, que nous devons attendre la guérison. Sans doute, certaines ulcérations seront heureusement modifiées par les cautérisations à l'acide lactique ; sans doute des infiltrations menaçantes par leur étendue et la gêne mécanique qu'elles apporteraient soit à la respiration soit à la déglutition seront heureusement réduites par des pointes de feu, par l'électrolyse. De même une intervention sanglante, par un curetage par exemple, peut éviter des accidents redoutables et empêcher une trachéotomie presque d'urgence ; cette dernière même, quoiqu'elle ne puisse prendre

rang comme moyen curatif, ne doit pas toujours être
considérée comme opération *in extremis*. Nous n'en
voulons pour preuve que l'observation relatée plus
haut.

Mais, en dehors de ces cas en quelque sorte spéciaux, qui commandent l'intervention locale, c'est
avant tout du traitement général que l'on devra attendre le maximum de résultats. Nous avons vu d'ailleurs
qu'en cette voie il n'y a pas lieu d'être pessimiste.

Il est cependant un cas où le traitement local doit
être poursuivi dans toute sa rigueur et où le praticien
doit lui accorder la plus grande attention : nous voulons parler de la tuberculose dite primitive du larynx.
« Il faudra au plus tôt éteindre le foyer bacillaire en
le combattant par tous les moyens en notre pouvoir.»
En confirmation, M. Garel cite l'exemple suivant, que
nous n'hésitons pas à rapporter : « Il y a deux ans,
nous avons eu l'occasion d'examiner un jeune homme
de trente ans, qui présentait une légère ulcération
superficielle sur le tiers antérieur de la corde vocale
droite. Du côté des poumons, on ne constatait pas le
moindre râle ; à peine existait-il un soupçon d'obscurité à l'un des sommets. L'état général était d'ailleurs excellent. Nous n'avons pas hésité à songer à la
tuberculose et nous avons vigoureusement frotté l'ulcération avec un tampon de ouate imbibé de cocaïne,
puis nous l'avons cautérisée à l'acide lactique à
80 p. 100. Bien que l'expectoration fût très rare, nous
avons prié le malade de mettre de côté le premier crachat qu'il obtiendrait. On constata alors une grande
quantité de bacilles tuberculeux. Le traitement gé-

néral fut alors continué avec beaucoup de sévérité en même temps que le traitement local. La guérison fut rapide et complète. Il n'y a pas eu de rechute depuis cette époque. »

De même devra-t on insister sur le traitement local dans les cas de lupus du larynx. Le curetage des masses lupeuses suivi de leur cautérisation à l'acide lactique, la galvanocaustie au besoin appliquée d'une façon régulière et méthodique peuvent arriver à bout des lésions. Hormis ces cas plus spéciaux, surveillons avant tout le traitement général.

Ce dernier est trop connu pour que nous entrions dans l'exposé de ses méthodes. Qu'il nous suffise de dire un mot ou sujet des stations thermales et climatériques. A ce propos voici en quels termes s'exprime M. le D$^r$ Castex au Congrès de 1898 : « Il faut tout d'abord insister sur le traitement général dont l'importance reste capitale et surtout éviter d'envoyer les malades sur une plage exposée au vent ou une station sulfureuse où leur état ne peut que s'aggraver.» C'est aussi l'avis de notre maître M. Garel: « Les stations sulfureuses qui, sauf quelques exceptions, peuvent déterminer des poussées congestives nuisibles, doivent être écartées», dit-il dans son rapport sur le traitement de la tuberculose laryngée.

Si donc certaines formes torpides, à marche lente, évoluant surtout chez des personnes entachées de scrofule, sont heureusement modifiées par un traitement thermal sulfureux, gardons-nous de conseiller le même traitement à tous nos malades et redoutons par son emploi intempestif d'aviver des lésions qui ne demandent peut-être qu'à s'éteindre. Les stations d'altitude et celles exposées à la brise maritime partagent pour la même cause notre réprobation. A cet égard, elle est assez instructive l'observation où l'on voit un malade, amélioré au point de vue pulmonaire par un séjour au sanatorium d'Hauteville et considérablement aggravé au point de vue du larynx, guérir par un traitement local et approprié.

Pour nous résumer en quelques mots, voici quelle serait notre conduite en présence d'une tuberculose laryngée. Après avoir déterminé avec soin en quelque sorte le bilan vital de notre malade, nous imposerons immédiatement le traitement général hygiéno-diététique en rapport avec la maladie et la situation de fortune. Nous ne négligerons pas l'examen local qui sera souvent répété et nous rendra compte de visu, avantage inappréciable, non seulement de l'étendue des lésions, de leur siège, leur forme, mais encore de leur marche par comparaison avec les examens antérieurs et, suivant les constatations faites, nous instituerons le traitement local qui nous semblera le plus approprié.

Nous nous expliquons. Si nous avons affaire à une de ces laryngites dont il a été parlé au chapitre premier, appelées par quelques auteurs laryngites des tuberculeux, où le larynx paraît rouge, congestionné, avec les antiphlogistiques de circonstance autour de la région, nous aurons recours volontiers à des inhalations chaudes, mentholées, s'il existe de la douleur, mais le plus souvent au baume du Pérou. Y a-t-il un degré de plus et quelques ulcérations se dessinent-elles, les badigeonnages à l'acide lactique précédés d'une bonne cocaïnisation, et institués très régulièrement, auront notre préférence. Ceci ne nous empêchera pas, dans leur intervalle, de prescrire au patient des insufflations, ou mieux des aspirations de poudres modificatrices, de diiodoforme entre autres, au moyen du tube de Leduc, faisant ainsi un véritable pansement du larynx. Si par hasard, il survient quelques phénomènes de dysphagie, nous associerons l'orthoforme au diiodoforme et nous avons vu plus haut quel précieux secours il peut nous apporter.

Dans le cas de dysphagie grave, nous pourrions tenter une injection sous-muqueuse de cocaïne qui pourra procurer une accalmie d'assez longue durée.

L'infiltration est accusée que l'épiglotte soit épaissie, ou que l'augmentation porte sur les ary-épiglottiques ou les aryténoïdes, entraînant la dysphagie, en ce cas, nous aurons recours à une série de pointes de feu que nous pourrons renouveler. Enfin les productions tuberculeuses se montrent sous forme de gros bourgeons, gênant par leur présence les fonctions de la glotte ; en tenant compte des restrictions relatées ci-dessus, il nous sera possible d'intervenir à la curette ou au couteau. Enfin si l'asphyxie est imminente, la trachéotomie s'impose. Bien entendu, encore une fois, nous veillerons à l'état général du malade, à son alimentation. C'est par là que l'organisme infecté « peut de lui-même reprendre ses droits et triompher de toutes les lésions morbides ».

Nous croyons avoir fait œuvre utile en exposant

combien plus souvent qu'on ne le croit doit guérir la tuberculose laryngée et les moyens que nous avons pour arriver à pareil résultat. Nous n'avons qu'un regret, c'est de n'avoir pas été à la hauteur de notre tâche, heureux cependant de penser que nous avons pu peut-être inspirer au praticien sous les yeux de qui pourraient tomber ces lignes un peu plus d'assurance dans son traitement, au malade un peu de cet espoir qui guérit et à son entourage, un peu cette confiance si nécessaire dans les multiples sujets d'angoisse qui peuvent l'assaillir.

# CONCLUSIONS

1º La tuberculose du larynx est curable dans toutes ses formes et à toutes ses périodes et d'autant plus facilement qu'elle est plus rapprochée de son début.

2° La curabilité dépend de la formè des lésions, mais aussi et avant tout du terrain sur lequel elle évolue.

3º Le traitement est donc avant tout un traitement général, le traitement local ayant des indications particulières suivant les cas.

# INDEX BIBLIOGRAPHIQUE


1885 KRAUSE. — Traitement de la tuberculose du larynx par l'acide lactique. In *Société de médecine berlinoise.*

— FARGES. — Les maladies chroniques de la gorge et de la voix
(Hygiène et traitement), in-8°, Alcan.

— DÉJERINE. — Phtisie laryngée, *Gazette des hôpitaux*, 14 février.

— GAREL. — De la cocaïne dans les affections laryngées, *Revue
mensuelle de laryngologie*, 1ᵉʳ mars.

— FISCHER. — Pathogénèse des affections tuberculeuses du
larynx, in *Laryngologische-Mittheilungen.*

— HERYNG. — Contribution à l'étude des érosions dites catar-
rhales et de leur rapport avec la tuberculose laryngée. in
*Revue mensuelle de laryngologie*, Bordeaux, 1ᵉʳ mai.

— RETHI. — L'acide chromique et son application dans les maladies du nez et du larynx, in *Wiener medical Presse*,
5 avril.

— MASINI. — Il bacillo di Koch nella diagnosi della tuberculosi laryngoa, in-8°, Milan.

— BERNARD (Léon). — De la curabilité de la tuberculose aiguë
à localisations multiples, considérée chez l'adulte, Thèse
de Paris.

— RETHI. — Contribution à la casuistique de la tuberculose
miliaire du larynx et du gosier, in *Wiener medical Presse.*

— GOUGENHEIM. — De la caféine dans la phtisie laryngée,
*Annales des maladies des oreilles et du larynx.*

1886 LUBLINSKI. — *Société de médecine inernationale de Berlin*,
Traitement de la tuberculose laryngée par l'iodol, en insufflations dans le larynx.

— HERYNG. — De la curabilité des ulcérations tuberculeuse du
larynx en général et de leur traitement par l'acide lactique.
in *Revue mensuelle de laryngologie*, 1ᵉʳ juillet.

— Jouret. — Traitement curatif de la phtisie pulmonaire et laryngée avec observations probantes, in-8°, Bruxelles.

1887 Rosenberg. — *Société médicale Berlin*, Traitement de la tuberculose laryngée et pulmonaire par applications de menthol en solutions huileuses de 5 à 20 p. 100.

— Heryng. — Contribution au traitement chirurgical de la tuberculose laryngée, in *Deutsch medic. Woschens*, 17 février.

— Schroetter. — Leçons sur les maladies du nez, du larynx, de la trachée.

— Schmidt, Heryng, Krause. — Curabilité et thérapeutique de la phtisie laryngée, in-8°, Leipzig.

— Baumgarten. — La cocaïne comme moyen de diagnostic différentiel dans les affections du larynx, in *Wien. medic. Woch.*, 29 octobre.

1888 Swain. — Tubercular laryngitis, in *New-York med. Journal*, 17 décembre.

— Heryng. — Curetage des ulcères tuberculeux du larynx et ses résultats, in *Allgem. Wien. medic. Zeit.*, 7 février.

— Oltuszenski. — Emploi de l'acide lactque dans la tuberculose laryngée.

— Heryng. — La curabilité de la phtisie du larynx et son traitement chirurgical, traduction de Schiffers, de Liège, in-8°, Paris.

— Gottstein. — Traitement local de la phtisie laryngée, in *Breslau-Aerzt. Zeit.*, 14 juillet.

— Gougenheim et Tissier (P.). — Phtisie laryngée, in-8°, 340 p.

— Emmet-Welsch. — Tubercular laryngitis, in *Journal of americ. medic. Assoc.*, 3 novembre.

— Keiner. — De la tuberculose laryngée, traitement et guérison.

1889 Botey (de Barcelone). — Congrès de laryngologie, Paris, 1889.

— Schnitzler (de Vienne). —

— Krause. — Résultats des récentes méthodes de traitement du larynx, in *Therap. Monat.*, mai.

1890 Charters Symonds. — Congrès des Sociétés médicales, Berlin, 1890.

— Moure. — Leçons sur les maladies du larynx recueillies par Natier.

— Jonquière. — Traitement local de la tuberculose laryngée, in *Corresp. Blatt für Schw. Aertz.*

— Lauenbourg. — Deux cas de guérison de laryngite tuberculeuse, in *Münch. med. Woch.*

— Heryng. — Peut-on obtenir la guérison radicale de la phtisie du larynx par un traitement chirurgical, intra-laryngé ? in *Berl. Klin. Woch.*

1891 FRANKEL. — De la tuberculose du larynx, in *Deutsch. medic. Woch.*, 26 février.

— BERTELS. — Contribution au traitement chirurgical de la tuculose laryngée, in *Saint-Petersbourg medic.Woch.*, 25 mai.

1892 REUVERS. — *Soc. medic. intern.*, Berlin.

— HERYNG. — Contribution à l'étude de l'action des cantharidates dans la tuberculose laryngée, in *Therap. Monat.*, novembre.

— STOERK. — Contribution au traitement opératoire de la tuberculose du larynx, in *Wien. medic. Woch.*, janvier.

— MICHELSON. — Des rapports entre la pachydermie et la tuberculose laryngée, in *Berlin. med. Woch.*

— STEIN. — De la trachéotomie dans la tuberculose laryngée, in *Deutsch. med. Zeit.*, juin.

1893 GAREL. — Traitement médical de la tuberculose du larynx, Communication au Congrès, 1893.

1894 LENNOX-BROWNE. — Rapports sur les indications et les limites du traitement topique dans la phtisie laryngée, *Sem. médic.*, p. 159.

— CADIER (de Paris). — *Société française de laryngologie.*

— ORESCO. — Du traitement de diverses formes de la tuberculose laryngée à la polyclinique de M. Chiari à Vienne, in *Wien. medic. Woch.*

— CREPON. — Le traitement de la laryngite tuberculeuse par la laryngotomie, thèse de Marbourg.

1895 SPENGLER (A.). — Traitement de la tuberculose laryngée par le parachloroformol.

1896 RETHI. — Du traitement chirurgical de la tuberculose laryngée, in *Wien. Klin. Woch.*

— CLAR. — De la guérison spontanée des ulcérations tuberculeuses du larynx, in *Wien. Klin. Woch.*

— KUTTNER. — Résultats du traitement local de la phtisie laryngée, in *Berlin Klin. Woch.*

1897 BOTEY. — Traitement chirurgical de la tuberculose du larynx, *XII° Congrès, Sciences médicales*, Moscou.

— EPHRAÏM. — Du traitement de la laryngite tuberculeuse, in *Allg. med. Cent. Zeit.*

— DERSCHEID. — Tuberculose laryngée et altitude, in-8°, Bruxelles.

— WEGLENSKI (DE). — Essai du traitement rationnel de la tuberculose laryngée, thèse de Paris.

1898 CASTEX. — Curabilité de la tuberculose laryngée, Congrès pour l'étude de la tuberculose chez l'homme et les animaux, Paris, 1898.

1898 BESOLD. — Des lésions du larynx dans la phtisie laryngée, in *Münch. med. Woch.*

— LÉVY-VALENSI. — Traitement de la laryngite tuberculeuse par les pulvérisations de phénosalyl.

— LEDUC (S.). — Aspirations laryngées comme moyen de traitement de la laryngite tuberculeuse, in *Archiv. prov. de médecine.*

1899 LIPOWSKI. — Des lésions laryngiennes dans la tuberculose pulmonaire, in *Therap. Monats.*

— FRENDENTHAL. — Du traitement de la dysphagie et de la toux en particulier dans la tuberculose, in *Philadelphia med. Journ.*

— SCHMITHUISON. — Traitement galvanocaustique de la tuberculose laryngée, in *Wien. med. Woch.*

1900 VACHER (d'Orléans). — Injections intra-trachéales.

— PAUNZ. — Du traitement de la laryngite tuberculeuse, in *Pest. med. chir. Presse.*

— CHIARI. — Tuberculose des voies respiratoires supérieures, in *Berlin. Klin. Wosch.*, novembre.

— EISENBARTH. — Guérison spontanée d'un ulcère tuberculeux du larynx, in *Deutsch. Arch. für Klin. Medic.*

— SCHMIEGELOW. — Tuberculose laryngée.

— FROIN. — Tuberculose ulcéreuse subaiguë du pharynx et du larynx, in *Rev. mens. des maladies de l'enfance.*

— COLLET. — Manuel de laryngologie.

— FERRERI et ROSALI. — La laryngologia nella defesa sociale contra la tuberculosi, in *Archiv. ital. di otol.*, X, 2.

1901 BERNHEIM. — Tuberculose primitive du larynx, in *Rev. méd. de la Suisse romande.*

— COHN. — On the treatment of laryngeal tuberculosis, in *Med. Record.*, décembre.

— RETHI. — Maladies du larynx.

— BESOLD. — Traitement de la tuberculose laryngée, in *Deutsch. med. Wosch.*

— TOVOELOYI. — De la tuberculose laryngée, in *Pest. med. Chir.*

— DIEULAFOY. — Manuel de pathologie int., t. I.

— STILLMANN. — Guérison de la tuberculose laryngée, in *Laryngoscope*, septembre.

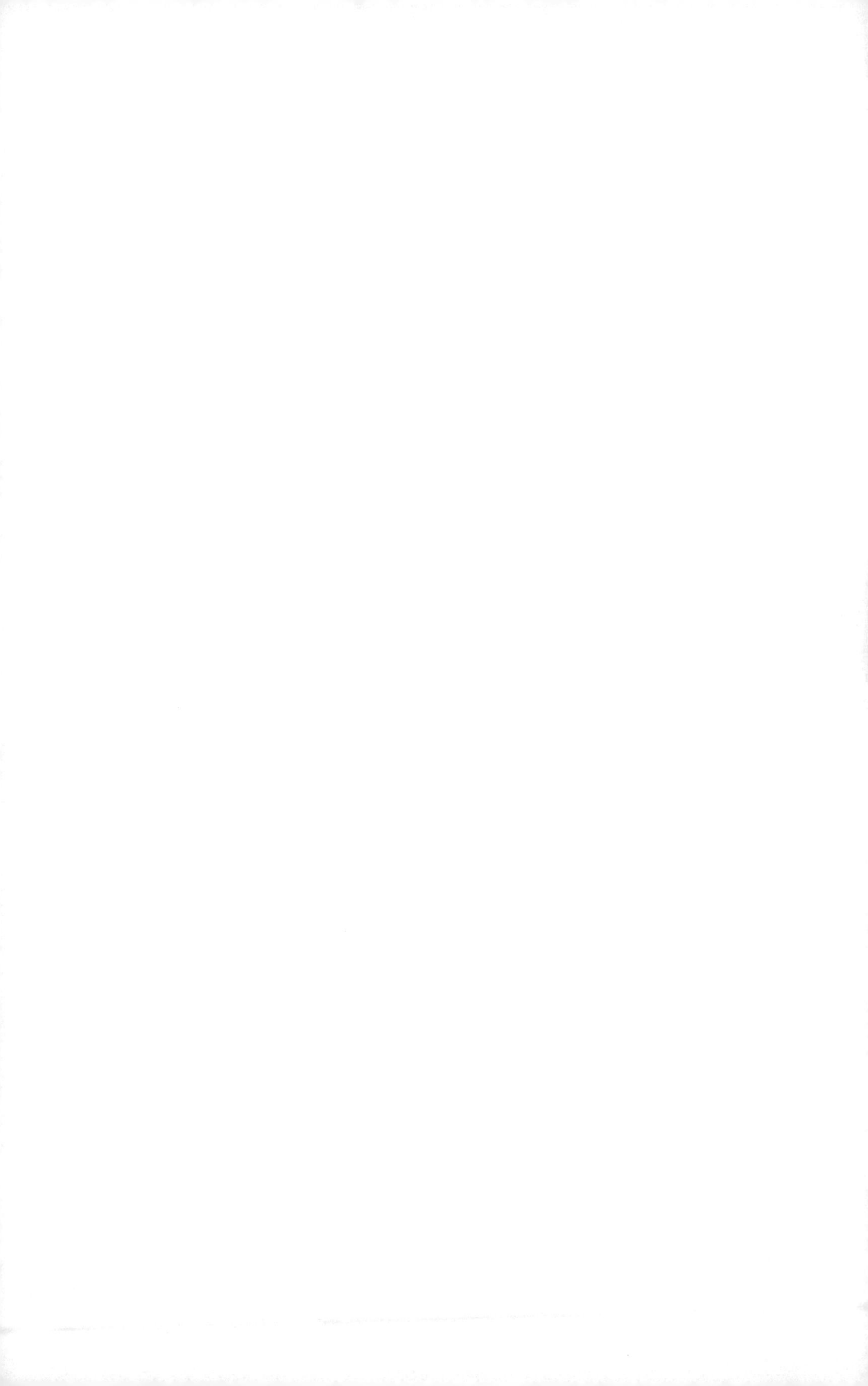